含硼药物研究、开发与利用

主　　编　张俊清　毛麓嘉　马骁楠　宋　芸

副 主 编　高亚男　乔世会　付　艳

编　　者（以姓名拼音为序）

付　艳　高亚男　马骁楠　毛麓嘉　乔世会

宋　芸　徐海萍　臧　勉　张俊清

科　学　出　版　社

北　京

内 容 简 介

本书是一本全面介绍含硼药物（硼药）研发及应用的专业书籍，内容涵盖了硼药基础知识和硼药的应用等。全书内容全面，注重理论与实践的结合，具有较强的理论性、专业性和实践性。

本书既可作为高校教师、研究生及高年级本科生的教学参考书或选修课教材，也可为药物研究院（所）及医药研发单位（企业）从事立项、研究、开发和管理工作人员提供硼药研发的相关知识。

图书在版编目（CIP）数据

含硼药物研究、开发与利用 / 张俊清等主编. -- 北京：科学出版社，2024. 8. -- ISBN 978-7-03-079189-4

Ⅰ. R97

中国国家版本馆 CIP 数据核字第 2024G7U767 号

责任编辑：王锞韫/责任校对：宁辉彩
责任印制：赵　博/封面设计：陈　敬

科学出版社 出版
北京东黄城根北街 16 号
邮政编码：100717
http://www.sciencep.com

三河市春园印刷有限公司印刷
科学出版社发行　各地新华书店经销
*
2024 年 8 月第　一　版　开本：787×1092　1/16
2024 年11月第二次印刷　印张：5 1/2
字数：162 000

定价：59.80 元

（如有印装质量问题，我社负责调换）

前　言

硼元素的性质特殊，含硼化合物在合成化学、材料科学和药物化学中有着广泛应用。在基态情况下，硼原子核外有 5 个电子，其分布为 $1s^22s^22p^1$。通常，硼采取 sp^2 方式杂化，有一个空的 p 轨道，所以，它具有路易斯酸性，能够作为亲电试剂，与亲核试剂形成配位键，由中性的三角平面结构转变成阴离子四面体结构。硼原子和酶之间产生亲和力的本质就是它与酶的活性位点中的亲核物质形成的配位键，这比药物分子中常见的非共价键作用或疏水作用的稳定性要好。

近年来，含硼药物（硼药）研发呈现稳定增长的趋势。到目前为止，已有五种硼药获批上市，还有几种也已进入临床试验阶段。硼元素能够提高药效、改善药代动力学特征，所以，对硼药的研发和应用需求都不断增加。

本书是一本全面介绍硼药研发和应用的专业书籍。全书共四章，内容涵盖了硼药基础知识、抗感染硼药、硼药递送系统和硼中子俘获治疗、糖类传感器等。本书在撰写过程中，得到了海南省自然科学基金（222RC680）、海南省教育厅项目（Hnky2021-35）和海南医学院引进人才科研启动经费（XRC200014）的资助，以及药学院领导、同事的大力支持，在此一并表示感谢。

限于编者专业水平，书中不足之处在所难免，敬请广大读者及同行专家批评斧正，并提出宝贵意见。

毛麓嘉

2023 年 12 月

目　　录

第 1 章　硼药基础知识

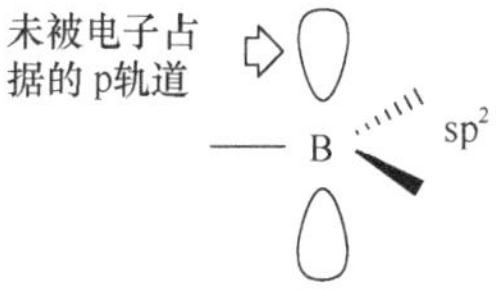

硼（boron，元素符号 B）位于元素周期表的第二周期第三主族（ⅢA 族），它的基态气态原子的电子构型为 $1s^22s^22p^1$，原子核最外层有 3 个价电子。通常，硼原子采取 sp^2 杂化（图 1-1），采取这种杂化方式的硼原子有 1 个未被电子占据的 p 轨道，与碳正离子互为等电子体，sp^2 杂化轨道的几何构型为平面三角形。当硼原子与其他原子成键，形成中性的三价硼化合物后，其原子核外有 6 个价电子，如三氟化硼（BF_3）。由于三价硼化合物中的硼原子有一个未被电子占据的 p 轨道，所以它们表现出缺电子的性质，具有路易斯酸性。

未被电子占据的p轨道　B　sp^2

图 1-1　硼原子的 sp^2 杂化

硼元素在地壳中的含量约为十万分之一，主要分布于硼砂矿（$Na_2[B_4O_5(OH)_4]\cdot 8H_2O$）和四水硼砂矿（$Na_2[B_4O_6(OH)_2]\cdot 3H_2O$）中。1808 年，英国化学家汉弗莱·戴维（Humphry Davy）和法国化学家约瑟夫·路易·盖伊-吕萨克（Joseph Louis Gay-Lussac）、路易·雅克·泰纳尔（Louis Jaques Thénard）分别独立分离得到硼单质。

第1节　硼　　酸

一、硼酸的分类和结构

根据分子中硼—碳键的数目，硼酸可以分为原硼酸 [boric acid，$B(OH)_3$]、亚硼酸 [boronic acid，$RB(OH)_2$] 和次硼酸 [borinic acid，R R′BOH]，即原硼酸中硼原子与 3 个羟基（—OH）直接相连，不含硼—碳键；亚硼酸可以看作原硼酸中的 1 个羟基被烃基（—R）取代后的产物，含有一个硼—碳键；次硼酸则是原硼酸中的 2 个羟基分别被烃基取代后的产物，含有两个硼—碳键（图 1-2）。

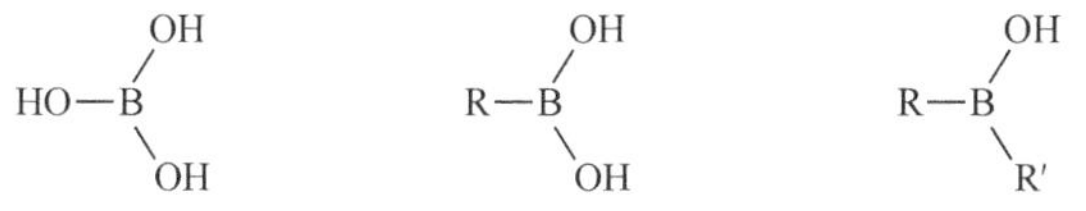

HO—B(OH)—OH　原硼酸　　R—B(OH)—OH　亚硼酸　　R—B(OH)—R′　次硼酸

图 1-2　硼酸的分类和结构

二、亚硼酸类化合物简介

在上述三种硼酸中，亚硼酸类化合物具有不易被氧化、易储存、便于运输、毒性低等特点，反应的最终产物为原硼酸，对环境的污染程度低，所以，亚硼酸类化合物常被视为“绿色”化学试剂。亚硼酸类化合物还是一类十分重要的合成中间体，属于中等强度的有机路易斯酸，在化学反应中表现出独特的反应活性。亚硼酸类化合物不能在生物体内合成，只能通过酸化的硼砂与二氧化碳的反应人工合成。亚硼酸类化合物均为固体，分子间易脱水形成寡聚物，最常见的是六元环状的三硼氧烷（图 1-3）。

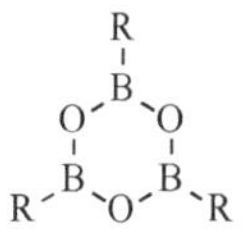

图 1-3　三硼氧烷的结构

（一）分类

亚硼酸的化学性质由与硼原子直接相连的烃基（—R）决定。因此，根据与硼原子相连接的烃基的不同，常见的亚硼酸可以分为烷基亚硼酸、烯基亚硼酸、炔基亚硼酸和芳基亚硼酸。

（二）结构和成键

1977 年，雷蒂希（Retting）和特罗特（Trotter）报道了苯硼酸（**1**，图 1-4）的 X 射线晶体结

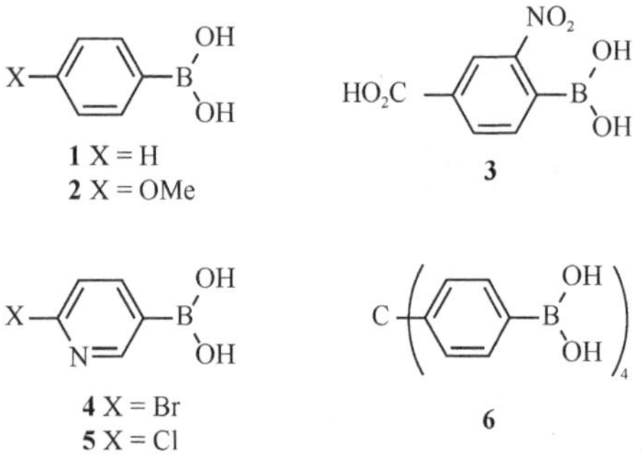

图 1-4　苯硼酸及其衍生物

构。苯硼酸晶体属于斜方晶系，每个不对称结构单元由两个不同的苯硼酸分子组成，并通过氢键（O—H—O）连接（图 1-5）。每个苯硼酸分子中的碳原子、硼原子和两个氧原子（CBO_2）所在平面与苯环所在平面呈近似共平面的关系。每个二聚体结构单元通过氢键与另外四个相似的结构单元相连接，形成了无限层阵列。X 射线晶体结构分析表明，对甲氧基苯硼酸（**2**，图 1-4）和 4-羧基-2-硝基苯硼酸（**3**，图 1-4）的晶胞堆积方式与苯硼酸相同。另外，2-溴-5-吡啶基硼酸（**4**，图 1-4）和 2-氯-5-吡啶基硼酸（**5**，图 1-4）等含有杂环结构单元的硼酸也有相关报道。

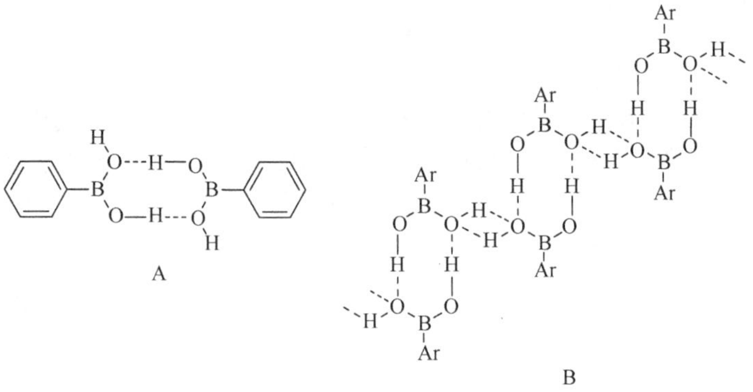

图 1-5　苯硼酸的结构

A. 苯硼酸二聚体结构单元中的氢键；B. 苯硼酸网络结构图

在化合物 **1**，**2**，**4** 和 **5** 的结构中，硼原子的几何构型为平面三角形，并且硼原子所在的平面与苯环所在的平面呈近似共平面的关系，但在化合物 **3** 的结构中，硼原子所在的平面与苯环所在的平面呈近似垂直的关系。产生上述现象可能的原因：①苯环邻位的硝基与硼原子上的羟基之间存在排斥作用；②硝基中的一个氧原子与硼原子有可能存在相互作用。根据上述苯硼酸分子的结构特点，以及分子间氢键能够诱导形成二聚体的作用，设计并合成了一种类金刚石多孔固体物质，四（4-硼酸基苯基）甲烷（**6**，图 1-4），化合物 **6** 中的硼原子呈四面体构型。

硼酸分子中硼—碳（B—C）键的键长为 1.55～1.59 Å，略长于碳—碳（C—C）键；硼—碳键的键能为 323 kJ/mol，略低于碳—碳键的键能；硼—氧（B—O）键的键长为 1.35～1.38 Å，硼—氧键的键长越短，表明硼—氧键的键强越强（表 1-1）。

表 1-1　图 1-4 中部分硼酸分子中的化学键键长

化合物	B—C (Å)	B—O (Å)	B—O (Å)
1	1.568	1.378	1.362
2	1.556	—	—
3	1.588	1.365	1.346
4	1.573	1.363	1.357
5	1.573	1.362	1.352

第 2 节　硼药的设计与开发

在过去 20 年中，与硼酸有关的研究发展迅速，包括合成方法学、材料科学和药物研发等领域。在药物分子中引入硼酸结构单元，有望提高药效、改善药代动力学特征，所以，硼酸化学与药物化学的融合发展呈现逐年加深的趋势。目前，已有 5 种硼酸类药物获得美国食品药品监督管理局（Food and Drug Administration，FDA）和加拿大卫生部的批准上市，其中 3 种在近几年获批上市。另外，还有几种处于临床试验阶段。

硼元素在自然界中分布广泛。在植物体内，硼元素具有保持结构完整性和调节新陈代谢的作用；在哺乳动物体内，硼元素起到调节维生素D浓度和保持骨骼健康的作用。基于用药安全性的考虑，在药物分子中常引入硼酸或硼酸酯两种结构单元。20世纪90年代末以来，围绕含硼化合物开展的合成方法学、生物化学或药物化学研究逐年递增，硼药也变得越来越重要。2005年，第一个含硼药物——硼替佐米获批上市。另外，含硼化合物在抗感染（第2章）、药物递送及中子俘获治疗（第3章）、糖类检测（第4章）等方面都有着重要应用，上述内容将在本书后续章节中详细讨论。本节将主要介绍硼药和具有生物活性的含硼化合物的发现及其应用过程。

一、自然界中的含硼化合物

（一）细菌体内的含硼化合物

硼霉素（boromycin，图1-6）是抗生素链霉菌株产生的一种代谢产物，也是首个被发现的含硼大环内酯类天然产物，它具有抗人类免疫缺陷病毒（HIV）和抗结核杆菌的作用。除疟霉素（aplasmomycin，图1-6）是灰色链霉菌代谢产生的另外一种含硼大环内酯类天然产物，具有抗疟作用。在上述两种天然产物中，硼原子通过诱导多元醇发生折叠，使得它们的化学结构更紧凑。另外，这两种细菌代谢产物还能够抑制幽门螺杆菌体内的分子生物学过程。除疟霉素B、除疟霉素C和*N*-乙酰基硼霉素既是这两种抗生素的衍生物，也是天然产物，也都具有抗菌活性。

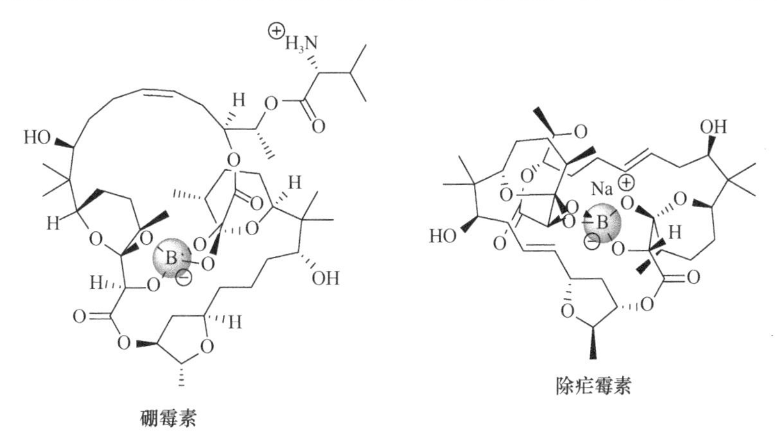

图1-6　硼霉素和除疟霉素的结构

（二）植物体内的含硼化合物

硼元素对于植物和藻类十分重要，缺乏硼元素，不利于植物生长，甚至会导致植物死亡。由于植物细胞壁中含有多糖，硼原子通过与多糖中的羟基发生络合作用，从而起到维持植物细胞结构完整性的作用。虽然，这种作用机制尚不完全明确，但是，一项针对烟草植物的研究表明，缺乏硼元素的植物体内的活性氧自由基浓度比对照组要高；由此推测，植物体内活性氧自由基浓度可能是缺乏硼元素导致植物细胞完整性遭破坏的信号机制。另外，硼元素不但在植物细胞壁的形成过程中发挥作用，它在固氮和植物的新陈代谢中也起到关键作用。

（三）哺乳动物体内的含硼化合物

尽管硼元素在哺乳动物体内发挥的作用尚不完全明确，但部分研究表明，硼元素与哺乳动物体内的生理机制高度相关。另外，世界卫生组织（World Health Organization，WHO）也宣布，硼元素很可能是人体的必需元素。

由于硼元素在骨骼中的浓度明显高于其他组织，它很有可能对哺乳动物的骨骼健康起到重要作用。戈鲁斯托维奇（Gorustovich）等研究了缺乏硼元素的饮食对牙齿骨骼的形成与重塑的影响。

结果表明，缺乏硼元素的饮食会抑制骨骼的形成，但相关机制尚不明确。另一项针对因糖尿病引起的骨质疏松症小鼠的研究表明，补充硼元素能够改善糖尿病小鼠的骨骼强度和总体健康情况。另外，补充硼元素能够缓解维生素 D 缺乏症。总的来说，补充硼元素有利于骨骼健康，但还需要进一步研究证明硼元素在人体中也有类似作用。

原硼酸还具有促进伤口愈合的作用。初步研究结果表明，使用 3% 原硼酸溶液治疗重度创伤患者，他们由重症监护治疗转为常规治疗的速率比接受标准治疗的患者快 3 倍。体内研究表明，在注射原硼酸溶液后，组织修复的细胞外基质蛋白合成上调，但还需要进一步研究阐明上述过程的作用机制。

二、硼药的应用

（一）已获批上市的硼药

目前，已有五种含硼药物获批上市（图 1-7）。用于治疗多发性骨髓瘤的首例含硼药物——硼替佐米（bortezomib，商品名：Velcade®）分别于 2005 年和 2008 年获得 FDA 和加拿大卫生部批准上市。起初，该化合物是在研究肽醛类基质模拟物的过程中发现的，在它与靶标形成的共结晶中，能够与亲核性的苏氨酸残基通过形成共价键的方式结合。由于醛类化合物不适用于药物研发，所以，研究者对它的硼酸类似物进行了测试，并证明其硼酸类似物具有较好的应用前景。硼替佐米属于蛋白酶抑制剂类抗肿瘤药物，它能够阻断肿瘤细胞中凋亡蛋白的降解。通过研究它与靶标的共结晶，证实了硼替佐米是一种可逆共价抑制剂，能够阻断蛋白酶活性位点中的亲核性苏氨酸残基的功能。

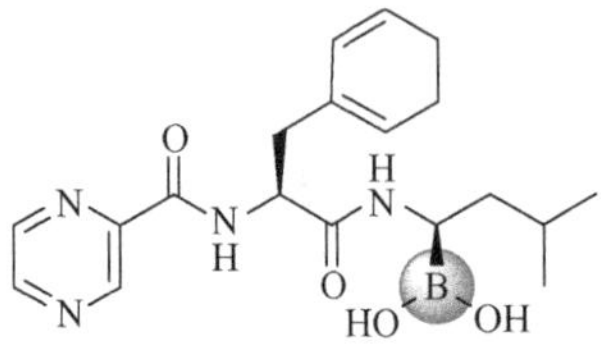

硼替佐米
bortezomib(Velcade®)

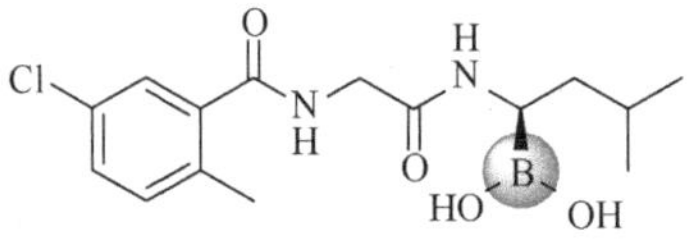

艾莎佐米
ixazomib(Ninlaro®)

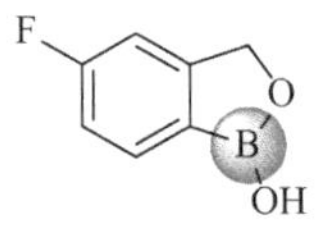

他伐硼罗
tavaborole(Kerydin®)

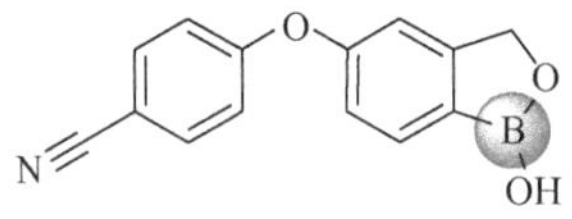

克立硼罗
crisaborole(Eucrisa™)

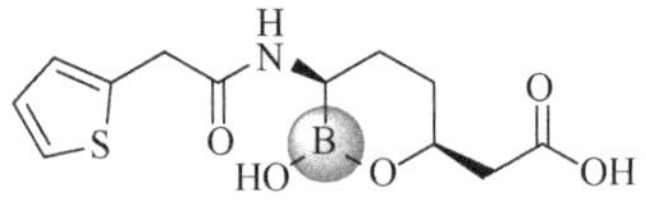

法硼巴坦
vaborbactam(Vabomere™)

图 1-7 已获批上市的硼药

作为第二代蛋白酶抑制剂，艾莎佐米（ixazomib，商品名：Ninlaro®）分别于 2015 年和 2016 年获得 FDA 和加拿大卫生部批准上市，用于治疗多发性骨髓瘤。它是第一种口服蛋白酶抑制剂，而硼替佐米则需每周注射一次。艾莎佐米是在筛选含硼蛋白酶抑制剂的过程中发现的，它的药代动力学性质优于硼替佐米。艾莎佐米的抗肿瘤机制与硼替佐米基本一致，并且艾莎佐米的药效更好、副作用小、特异性高，还能用于治疗对硼替佐米产生耐药性的肿瘤患者。虽然，艾莎佐米已获批上市，但是将其用于多发性骨髓瘤联合疗法的临床试验仍在进行。

2014 年，他伐硼罗（tavaborole，商品名：Kerydin®）获得 FDA 批准上市，用于治疗甲真菌病。在研究一种抗菌硼酸酯的构效关系过程中，发现了他伐硼罗；在针对多种真菌进行的抗菌实验中，他伐硼罗表现出广谱抗真菌活性。他伐硼罗通过抑制真菌的 Leucyl-tRNA 合成酶的活性，阻断真菌体内蛋白质合成，从而抑制真菌生长；另外，他伐硼罗对真菌 Leucyl-tRNA 合成酶的选择性比对人体内同类酶的选择性要高出三个数量级。用碳原子取代他伐硼罗中的硼原子后，药物活性为原先的 1/50，证明了含硼结构单元的必要性。

克立硼罗（crisaborole，商品名：Eucrisa ™）分别于2016年和2018年获得FDA和加拿大卫生部批准上市，用于治疗轻度和中度湿疹。在筛选用于对抗磷酸二酯酶4（phosphodiesterase 4，PDE4）和细胞分裂素释放因子的含硼化合物过程中，发现了克立硼罗。

2017年，维博米尔（商品名：Vabomere ™）获得FDA和加拿大卫生部批准上市，它是一种复方药物，用于治疗细菌感染。它的主要成分是法硼巴坦（vaborbactam）和美罗培南（meropenem），分别用于抑制β-内酰胺酶的活性和细菌细胞壁的合成。虽然，法硼巴坦本身不具有抗菌活性，但是，它与碳青霉烯类抗生素美罗培南联合使用时，能够阻止美罗培南被β-内酰胺酶水解，这是因为硼酸与催化丝氨酸残基之间能够产生可逆的共价作用，所以，它能用于抑制β-内酰胺酶的活性。因此，通过对具有类似活性的化合物进行结构修饰，设计合成了法硼巴坦。晶体学研究表明，法硼巴坦能够与催化丝氨酸形成共价络合物。另外，通过向法硼巴坦中引入环状硼酸结构单元，能够诱导法硼巴坦对其他哺乳动物的丝氨酸蛋白酶产生良好的选择性，因为，具有这种结构的法硼巴坦难以识别具有柔性基底的天然丝氨酸蛋白酶中的较小的活性位点。

（二）在研硼药

目前，仍有几种尚未获批上市的含硼化合物处于临床试验阶段（图1-8）。

杜拓格利普汀（dutogliptin，PHX-1149）属于二肽基肽酶4（dipeptidyl peptidase 4，DPP4）抑制剂，它未能通过糖尿病治疗的Ⅱ期临床试验。DPP4不但与糖尿病有关，它还能够破坏用于召集干细胞修复心肌的响应因子。所以，目前正在研究杜拓格利普汀与粒细胞集落刺激因子（granulocyte colony stimulating factor，G-CSF，一种干细胞驱动剂）联合给药治疗心肌梗死，该疗法处于Ⅱ期临床试验阶段。

Acoziborole（SCYX-7158，AN5568）属于寄生虫抑制剂，是治疗人类非洲锥虫病（Human African trypanosomiasis，HAT）的候选药物，它的生物靶点和作用机制尚不明确。当前治疗HAT的方法细胞毒性很高，并且疗效不佳，acoziborole是安全性较高的口服药，并且有望实现单次给药，目前处于Ⅲ期临床试验阶段。

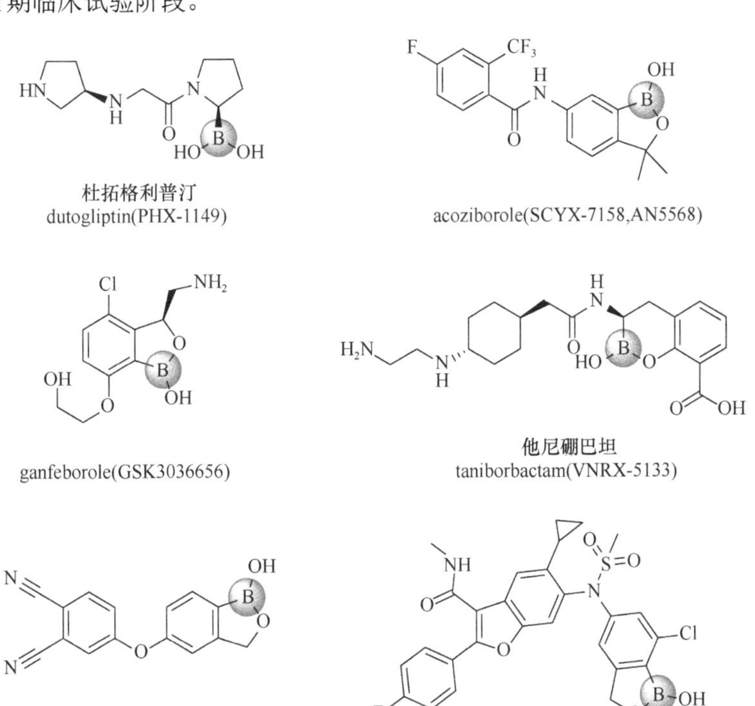

图1-8 处于临床试验阶段的硼药

Ganfeborole（GSK3036656）属于苯并氧杂硼类化合物，能够抑制亮氨酸 tRNA 合成酶的活性，用于治疗肺结核。它是一种可逆共价抑制剂，通过与 tRNA 的 Ade76 结合来阻断 RNA 合成。通过对 GSK2251052 或 AN3365 进行结构修饰，能够合成 GSK3036656。构效关系（structure-activity—relationship，SAR）研究表明，GSK3036656 具有良好的药代动力学特征，并且对细菌的亮氨酸 tRNA 合成酶具有较高的选择性。该化合物目前处于结核病治疗的Ⅱ期临床试验阶段。

他尼硼巴坦（taniborbactam，VNRX-5133）是近期进入临床试验阶段的硼酸类药物，是一种可逆、选择性 β-内酰胺酶抑制剂，具有抗革兰氏阴性菌活性。药物结构设计和构效关系研究发现，他尼硼巴坦和头孢吡肟联合使用能够抑制耐药菌株活性。目前，他尼硼巴坦-头孢吡肟联合用药策略处于尿路感染治疗的Ⅲ期临床试验阶段。

AN2898 属于磷酸二酯酶 4 抑制剂，用于治疗特应性皮炎。Ⅱ期临床试验结果证实了它的安全性和疗效。除了侧链中的氰基外，AN2898 的结构与克立硼罗几乎相同。

GSK2878175 是丙型肝炎病毒（hepatitis C virus，HCV）的非核苷聚合酶抑制剂，属于磺胺-*N*-苯并氧杂硼杂环戊烷类似物，体内清除率低，对 HCV 具有广谱活性。

原硼酸（boric acid，商品名：BASIC）本身不属于合成类药物，目前，已将它制成乳膏，用于治疗细菌性阴道病，处于Ⅱ/Ⅲ期临床试验阶段。独立的Ⅳ期临床试验也在同时进行，验证原硼酸和益生菌联合给药治疗细菌性阴道病、念珠菌病或宫颈感染的疗效。

另外，已有几种硼药停止使用。例如，AN3365 在Ⅱ期临床试验中产生耐药性，但对它的类似物研究发现，有可能避免耐药性的产生；Talabostat（PT-100）是一种多靶点抗癌药物，未能通过Ⅲ期临床试验；PHX1766 是一种 HCV 蛋白酶抑制剂，未能通过加速Ⅰ期临床试验；Delanzomib 是一种蛋白酶抑制剂，与硼替佐米和艾莎佐米类似，由于疗效有限，未能通过Ⅰ/Ⅱ期临床试验。

本书第 2 章将详细讨论抗感染硼药。

（三）非处方硼药和硼元素补充剂

如前所述，为探明硼元素在哺乳动物体内的作用，硼元素补充剂已用于动物研究。虽然，尚未获得 FDA 的批准，但是，只要硼元素补充剂未被标记用于疾病治疗，就可以上市销售。

原硼酸乳膏作为治疗细菌性阴道病药物仍处于临床试验阶段。另外，在其药效尚不明确的情况下，眼科或妇科使用的原硼酸溶液和粉末已上市销售多年。

水果和蔬菜中富含的天然产物果糖硼酸钙（calcium fructoborate，CF，商品名：FruiteX-B®）是果糖与硼酸（细胞内）或硼酸酯（细胞外）形成的复合物。它作为硼元素补充剂，具有改善骨骼和心血管健康的功能。中年骨关节炎患者的双盲研究结果表明，果糖硼酸钙能够在短期内提高患者的生活质量，并且预后效果较好。体外试验结果表明，果糖硼酸钙能够抑制炎症响应因子（如白细胞介素）的释放，但是，这一作用机制尚不完全明确。早期临床研究表明，果糖硼酸钙能够降低低密度脂蛋白和甘油三酯的浓度，同时，提高高密度脂蛋白的浓度，所以，果糖硼酸钙能够改善心血管健康。即便如此，今后仍需要长期而深入的研究来获取更多确凿的结论。

本书第 4 章将详细介绍含硼糖类传感器。

（四）硼药研发

1. 含硼抗肿瘤化合物 如前所述，硼替佐米是 FDA 批准用于治疗多发性骨髓瘤的第一种硼酸药物。随后几年，艾莎佐米也被批准上市，这导致针对硼酸类药物的研发项目激增。另外，由于硼替佐米的脱靶效应和耐药性的出现，以及德兰佐米（delanzomib，图 1-9）未能通过临床试验，针对蛋白酶抑制剂的研究仍在进行。李润涛等在对一种含有尿素结构单元的多肽类蛋白酶抑制剂的构效关系研究中，发现了化合物 **7**（图 1-9）。体外试验中，亚皮摩尔当量的化合物 **7** 就能抑制人 20S 蛋白酶体（human 20S proteosome）的活性。另外，纳摩尔当量的 **7** 对十一种人类癌细胞表现出抑制作用。小鼠体内试验表明，化合物 **7** 的抗肿瘤活性与硼替佐米相似，但它比硼替佐米的毒性低，药代动力学特征好。目前，化合物**7**处于临床前研究阶段。雷萌等研发了一种蛋白酶抑制剂**8**（图1-9），它既对多发性骨髓瘤细胞具有抑制作用，又能抑制三阴性乳腺癌细胞。化合物**8**是在针对硼替佐米和艾莎佐米类似物的构效关系研究过程中发现的，它的分子结构中含有一个八元环状硼酸酯。在体外试验和明胶试验中，使用较低纳摩尔当量的**8**就表现出与硼替佐米和艾莎佐米相似的药物活性。在患有三阴性乳腺癌的小鼠体内试验中，**8**也表现出良好的抑制活性，包括杀灭肿瘤细胞。但是，由于化合物**8**在生物体内的生物利用度较低，需要首先优化化合物**8**的药代动力学性质。

丝氨酸蛋白酶的二肽基肽酶（DPP）家族（包含DPP8和DPP9）与癌症的生化机制及其相应的免疫应答有关。由于talabostat（DPP8和DPP9抑制剂）对二肽基肽酶、成纤维细胞活化蛋白和脯氨酸寡肽酶的抑制作用缺乏选择性，所以，未能通过Ⅲ期临床试验。Talabostat能够通过几种不同的免疫反应杀灭细胞，但是，由于它的选择性较差，且作用机制尚不十分明确，所以，仍无法通过上述实验结果得出确切的结论。DPP4、DPP8和DPP9属于同源酶，它们结构相似。针对它们的抑制剂研究主要集中于腈类化合物，而对硼酸类化合物的研究相对较少（如Gly-Boro-Pro和Ala-Boro-Pro，图1-9）。作为治疗糖尿病的靶标，通过对DPP4、DPP8和DPP9的平行试验来验证抑制剂的选择性。目前已有几种DPP4抑制剂（如：西他列汀、沙格列汀）经FDA批准上市，而且近期研究还发现DPP4与某些上皮癌有关。初步研究表明，通过抑制DPP4活性，能够提高糖尿病、结直肠癌或肺癌患者的存活率。尽管近期研究发现，使用DPP4抑制剂有可能增加罹患胰腺癌的风险，但是，这一结果仍需通过长期研究来证明。

除了蛋白酶体或DPP家族的抑制剂外，布朗（Brown）等将硼酸结构单元引入康普瑞汀（combretastatin A-4）的结构中，以期它能够抑制微管蛋白的组装；中村（Nakamura）等还设计了表皮生长因子受体（epidermal growth factor receptor，EGFR）酪氨酸激酶（tyrosine kinase，TK）抑制剂，但上述两项研究仍处于试验阶段。

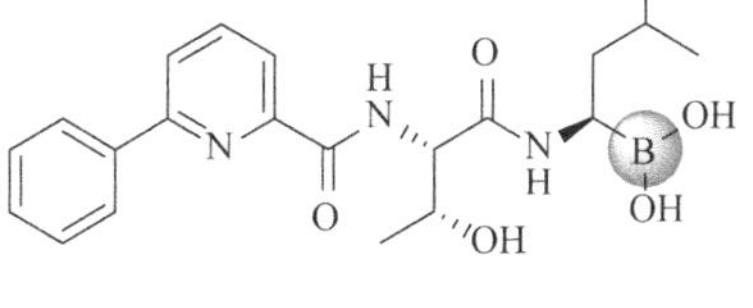

德兰佐米
delanzomib(CEP-18770)
人20S蛋白酶体抑制剂

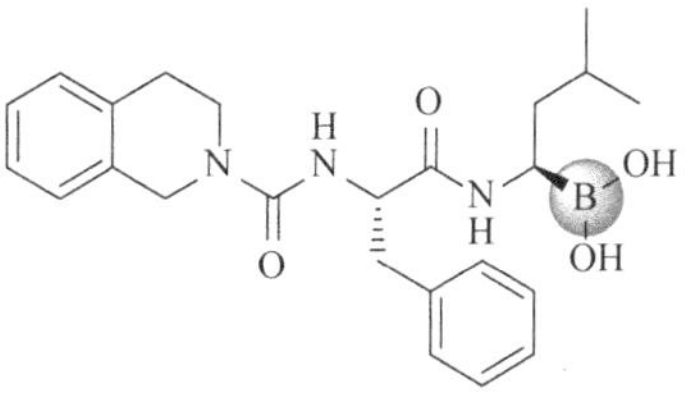

7
人20S蛋白酶体抑制剂

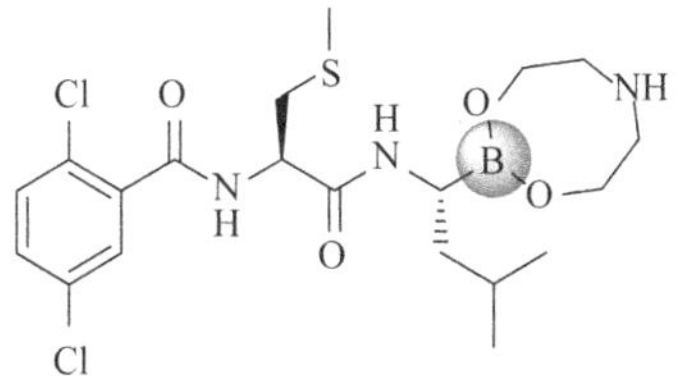

8
人20S蛋白酶体抑制剂

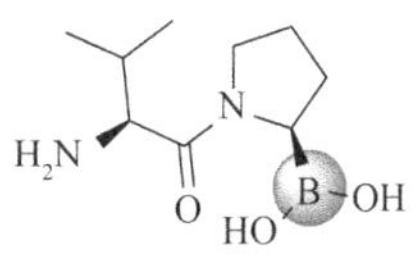

talabostat(PT-100)
DPP4、DPP8和DPP9抑制剂

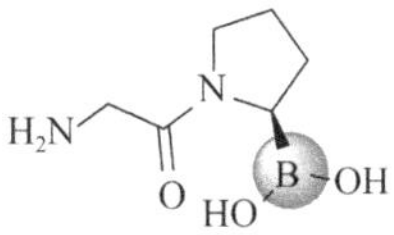

Gly-Boro-Pro
DPP4、DPP8和DPP9抑制剂

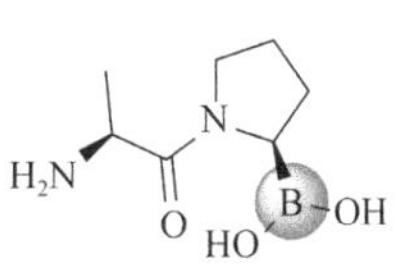

Ala-Boro-Pro
DPP4、DPP8和DPP9抑制剂

图1-9　部分含硼抗肿瘤化合物

2. 含硼抗病毒化合物 病毒的蛋白酶通常也能够作为含硼抑制剂的生物靶标，如丙型肝炎病毒（HCV）的NS3蛋白酶。尽管HCV的NS3丝氨酸蛋白酶抑制剂已获批上市，然而，最新的研究已开始尝试用硼酸结构单元取代当前抑制剂中的α-酮酰胺结构单元，从而利用NS3蛋白酶活性位点中的催化丝氨酸。某制药公司的一个研究小组将环状硼酸结构单元引入两种线型六肽特拉匹韦（telaprevir）和波普瑞韦（boceprevir）的结构中（**9**，图1-10），但是，药物结构改进及其他获批上市的HCV的NS3抑制剂，如丹诺普韦（danoprevir）和伐尼瑞韦（vaniprevir），才最终带动了对大环药物**10**的结构研究（图1-10）。近期研究表明，含硼抑制剂还能够抑制黄病毒的NS3蛋白酶的活性，包括登革病毒（dengue virus，DV）和寨卡病毒（Zika virus）。另外，含硼二肽（Phe-Arg，**11**，图1-10）的药物活性比其羧酸衍生物高100倍，硼酸结构单元作为可逆共价基团。

HIV的天冬氨酸蛋白酶可作为靶点，被亚皮摩尔当量的芳硼酸**12**（图1-10）识别，其活性比已报道的羧酸衍生物和已获批上市的HIV蛋白酶抑制剂达芦那韦（darunavir）高出两个数量级。

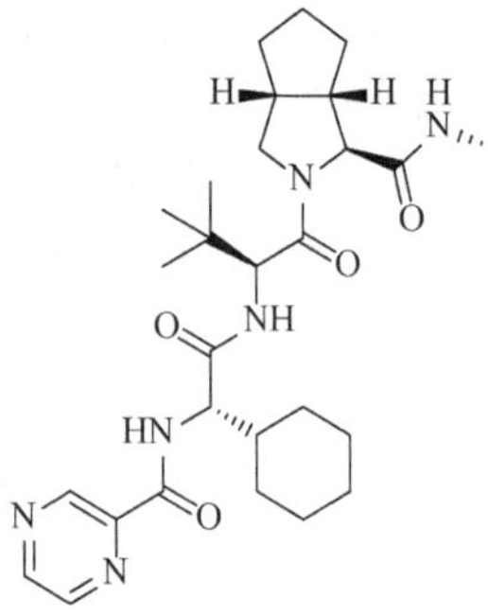

9
抑制HCV NS3

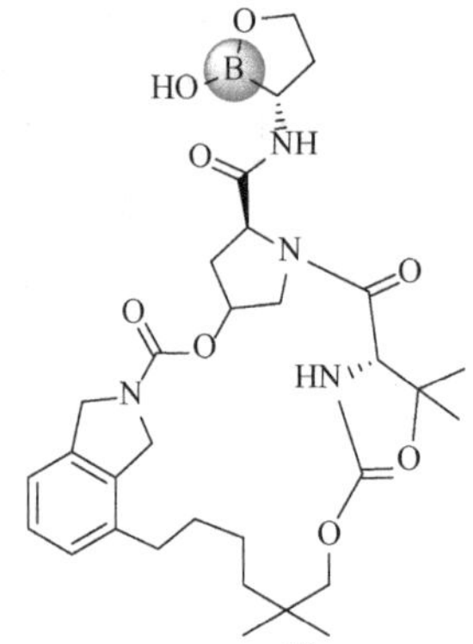

10
抑制HCV NS3

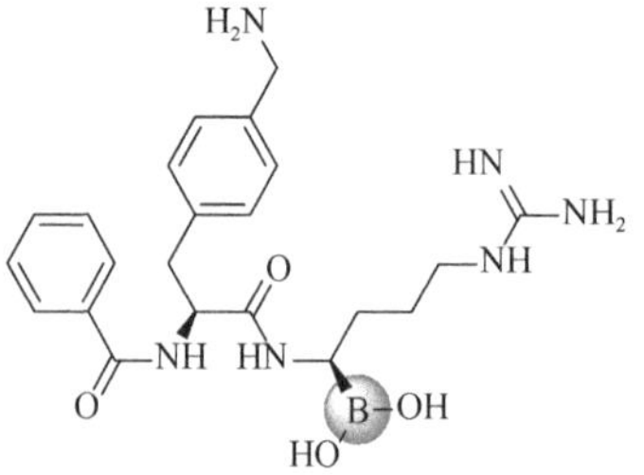

11
抑制flavivirus NS3

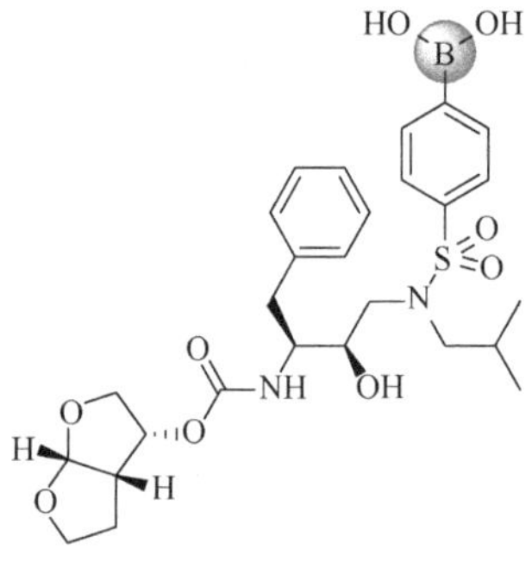

12
抑制HIV蛋白酶

图1-10 部分含硼抗病毒化合物

3. 其他含硼抗感染化合物 目前，用于对抗真菌、细菌和寄生虫感染的硼酸类药物的研究正处于蓬勃发展阶段。如前所述，部分抗真菌或抗寄生虫的硼酸类药物已获批上市（图1-7）或处于临床试验阶段（图1-8），这些药物的共同点是分子中都有苯并氧杂硼结构单元。近来，这一结构单元被引入治疗寄生感染隐孢子虫病药物分子AN7973中（图1-11）。小鼠体外和体内试验表明，该化合物对寄生感染的隐孢子虫表现出高药物活性及良好的药代动力学。目前，该化合物处于临床前研究阶段。用于治疗动物非洲锥虫病、动物体外寄生虫和疟疾的其他苯并氧杂硼类化合物也在研发中。

细菌酶中的β-内酰胺酶能够作为硼酸类药物的生物靶标，如已获批上市的法硼巴坦（图1-7）就属于β-内酰胺酶抑制剂。迄今为止，已报道的最有效的β-内酰胺酶抑制剂是通过片段引导的生物信息学设计发现的（**13**，图1-11）。体外和体内试验研究表明，亚纳摩尔当量的该化合物即表现出良好的药物活性，但是，其药代动力学性质仍需改善。

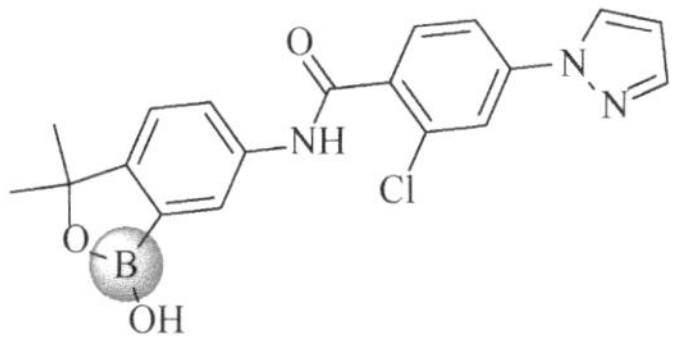

AN7973
圆孢子分离菌抑制剂

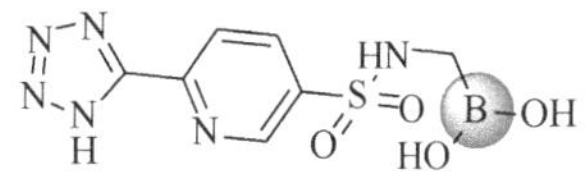

13
β-内酰胺酶抑制剂

图1-11 部分含硼抗感染化合物

4. 其他治疗用途的含硼化合物 除了抗肿瘤和抗感染功效，含硼药物还有许多其他应用。近期研究表明，通过向姜黄素（一种已知的β-淀粉样蛋白聚集抑制剂）分子中引入硼酸结构单元，合成具有治疗阿尔茨海默病功效的化合物**14**（图1-12）。构效关系研究表明，该化合物不但具有与姜黄素相同的抑制β-淀粉样蛋白聚集的功能，还具有良好的抗氧化活性（氧化应激与神经退行性病变有关）。

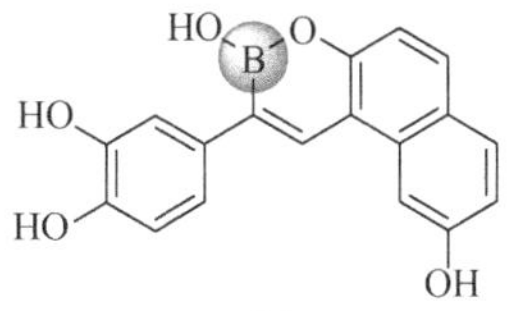

14
β-淀粉样蛋白聚集抑制剂

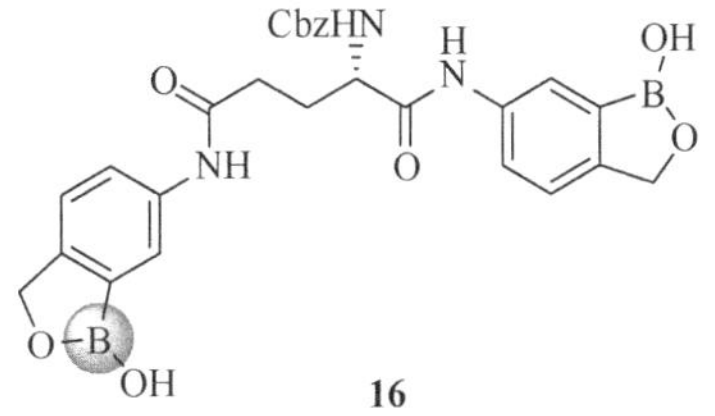

16
碳酸酐酶抑制剂

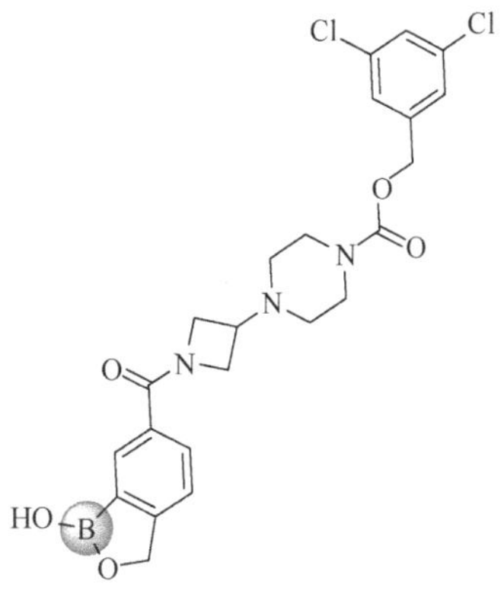

15
自分泌运动因子抑制剂

图1-12 其他治疗用途的含硼化合物

如前所述，苯并氧杂硼结构单元被广泛引入酶抑制剂分子中，如用于治疗轻中度湿疹的克立硼罗就是一种含有苯并氧杂硼结构单元的磷酸二酯酶4抑制剂。自分泌运动因子（autotaxin）是与炎症、纤维化和癌症相关的靶标，它能够被苯并氧杂硼和芳硼酸等含硼结构单元识别。克拉利奇（Kraljić）等设计了苯并氧杂硼的类似物**15**（图1-12），亚微摩尔当量的该化合物就表现出对自分泌运动因子良好的抑制活性，而且还具有良好的药代动力学性质。

另外，碳酸酐酶与多种疾病相关。近来，拉切尔（Larcher）等发现了一系列能够识别这种酶的双苯并氧杂硼类化合物。虽然，难以实现异构体的选择性识别，但是，双苯并氧杂硼类化合物能够选择性识别人类胞质中的碳酸酐酶。其中，双苯并氧杂硼化合物**16**（图1-12）是最理想的候选化合物，该化合物分子中的两个苯并氧杂硼结构单元通过七个原子相连，并且包含一个立体中心。

（五）硼药的设计

1. 硼酸作为生物电子等排体 在生理pH下，硼酸不易发生电离，所以，它能以非离子形式代替其他离子形式的生物电子等排体（图1-13）。

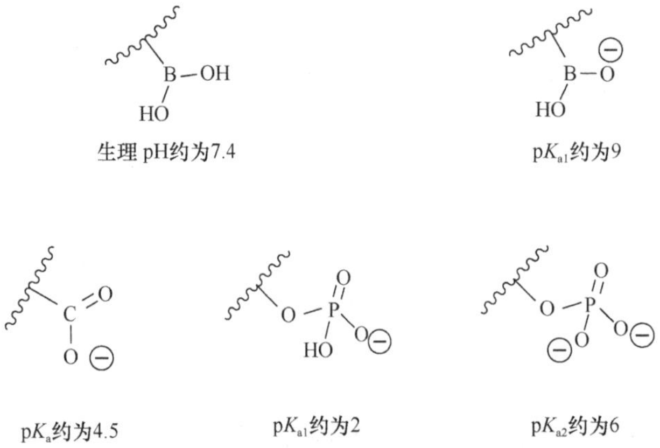
B—OH
HO
生理 pH约为7.4
B—O
HO
pK_{a1}约为9
C
O
O
pK_a约为4.5
O—P
HO
O
pK_{a1}约为2
O—P
O
O
pK_{a2}约为6

图 1-13　硼酸、羧酸和磷酸的 pK_a

阿伯斯（Albers）和高希（Ghosh）等研究表明，硼酸可作为羧酸的生物电子等排体。它们结构相似，但硼酸 pK_a 比羧酸的高，所以，在生理 pH 下，硼酸不会发生电离。

另外，磷酸盐虽然与硼酸的结构不同，但是，硼酸可以替代核苷中的磷酸结构单元。瓦瑟尔（Vasseur）等将硼酸结构单元引入 DNA 核苷酸分子中，合成了 DNA 核苷酸的类似物（Boro-NTs，图 1-14）。计算结果表明，含硼核苷酸的结构与天然核苷酸的结构十分相似。另外，含硼核苷酸与天然 RNA 中的邻二醇结构单元反应能够得到相应的二核苷酸（图 1-15）。

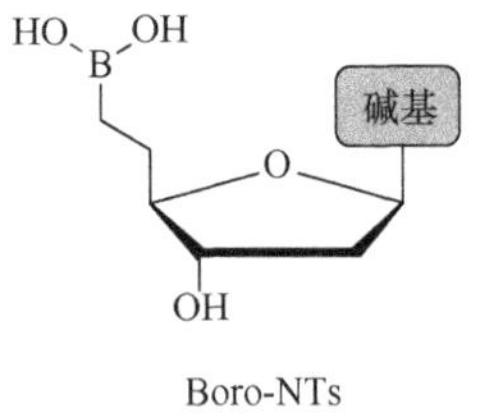
HO
B
OH
碱基
O
OH
Boro-NTs

图 1-14　含硼核苷酸的结构

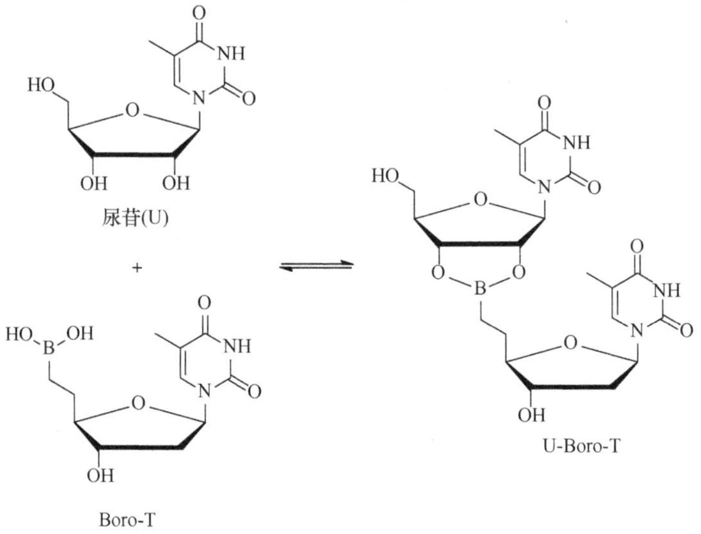
尿苷(U)
Boro-T
U-Boro-T

图 1-15　尿苷与含硼胸苷类似物的可逆反应

2. 利用硼酸改善药代动力学性质　将硼原子或含硼基团引入化合物分子中，能够影响其辛醇-水分配系数（log*P*）和分配比（log*D*），从而影响其药代动力学性质。

布朗（Brown）等将硼酸作为苯酚基团的生物电子等排体，从而提高化合物的溶解度。在研究康普瑞汀类似物的过程中，当苯酚基团被芳硼酸结构单元取代后（图 1-16），不但提高了化合物的生物活性，而且它在酸性介质的溶解度提高了近两倍。这表明，该化合物经口服后，其稳定性和溶解性均有所提高。由此可见，在不使用磷酸盐前药的前提下，同样能够提高化合物的活性和溶解度。

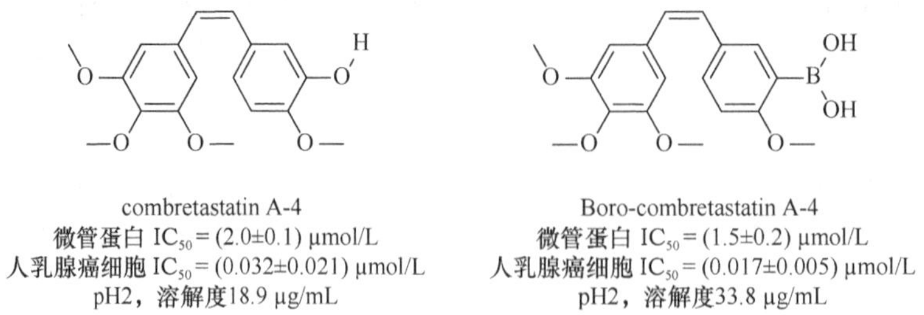
combretastatin A-4
微管蛋白 IC_{50} = (2.0±0.1) μmol/L
人乳腺癌细胞 IC_{50} = (0.032±0.021) μmol/L
pH2，溶解度18.9 μg/mL
Boro-combretastatin A-4
微管蛋白 IC_{50} = (1.5±0.2) μmol/L
人乳腺癌细胞 IC_{50} = (0.017±0.005) μmol/L
pH2，溶解度33.8 μg/mL

图 1-16　康普瑞汀（combretastatin）类似物

IC_{50}. 半数抑制浓度

王光迪等在研究乳腺癌选择性雌激素受体下调剂（selective estrogen receptor downregulator，SERD）过程中，曾利用硼元素提高下调剂的生物药效率。在改进氟维司琼（fulvestrant，图 1-17）的过程中，用芳硼酸结构单元取代苯酚基团，从而克服苯酚基团的快速葡萄糖醛酸化。明胶试验结果表明，氟维司琼的含硼类似物与原药物活性基本相同，且药代动力学性质良好，所以，体内试验效果更好。更确切地说，引入硼酸结构单元后，降低了氟维司琼的清除率，同时减缓了硼化氟维司琼通过硼酸在代谢过程中氧化为苯酚的释放速率。目前，ZB716 处于临床前研究阶段。另外，他们还将硼酸结构单元作为苯酚基团的生物电子等排体，从而将乳腺癌选择性雌激素受体下调剂设计为口服药物，同时开发新型抗乳腺癌药物。

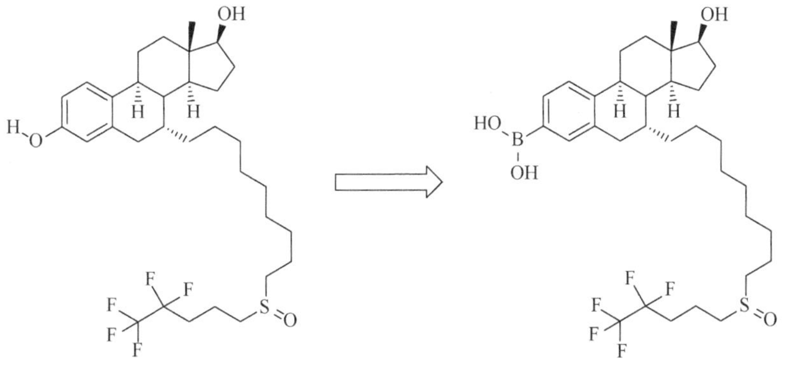

氟维司琼
IC_{50}人乳腺癌细胞=1.5 nmol/L
AUC=158.4 ng·h/mL

ZB716
IC_{50}人乳腺癌细胞=3.2 nmol/L
AUC=2547.1 ng·h/mL

图 1-17　氟维司琼的改进

AUC. 药-时曲线下面积

3. 利用硼酸提高药物活性　如前所述，硼酸能够作为多种不同官能团的生物电子等排体，如羧酸等。苏氨酸的残基具有亲核性，羧酸只能通过氢键与苏氨酸残基发生作用，但是硼酸可以作为亲电试剂与苏氨酸残基发生可逆作用，从而抑制蛋白质活性。所以，阿利伯斯（Albers）等用硼酸结构单元替代羧酸，从而提高化合物抑制自分泌运动因子的活性（图 1-18）。

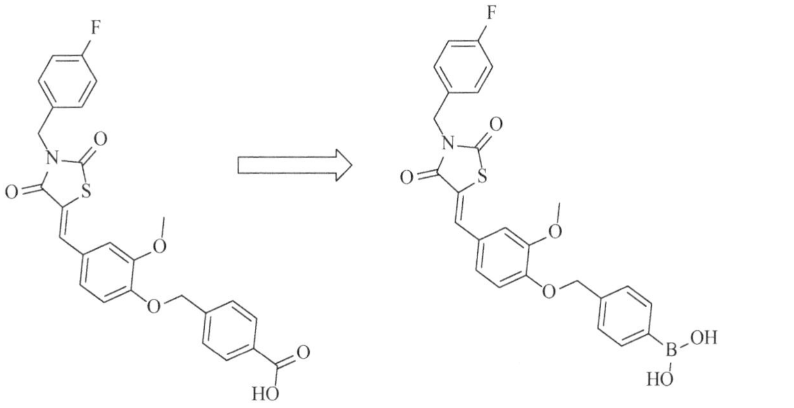

HA51
自分泌运动因子 IC_{50} = 1070 nmol/L

HA130
自分泌运动因子 IC_{50} = 28 nmol/L

图 1-18　自分泌运动因子抑制剂活性的改善

在研究 HIV 蛋白酶抑制剂的过程中，高希（Ghosh）等合成了达芦那韦的羧酸（**17**）和硼酸（**18**）衍生物（图 1-19）。研究表明，纳摩尔当量的衍生物就对 HIV 蛋白酶表现出抑制作用。当对 MT-2 细胞进行测试时，硼酸衍生物仍然具有抑制活性，但是羧酸衍生物的活性却下降了两个数量级。X 射线晶体衍射证明，两种衍生物与 HIV 蛋白酶的结合方式十分相似，但是羧酸衍生物无法穿透细胞膜，导致其活性下降。

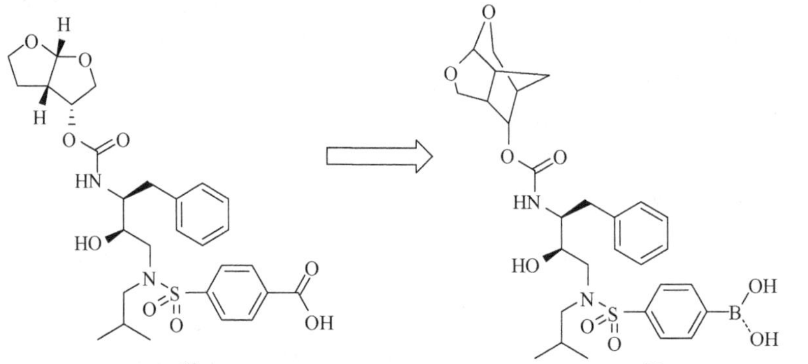

H O O H O O HN HO N S O O O OH

O O O O HN HO N S O O B OH OH

17
K_i(HIV-1 蛋白酶) = 12.9 pm
IC_{50}(MT-2 细胞) > 1000 nmol/L

18
K_i(HIV-1 蛋白酶) = 15.5 pm
IC_{50}(细胞) = 37.7 nmol/L

图 1-19 达芦那韦的羧酸（**17**）和硼酸（**18**）衍生物

4. 硼酸作为可逆共价抑制剂 当硼酸结构单元作为羧酸的生物电子等排体时，硼酸还能够作为模拟肽中的可逆共价基团。实际上，含硼可逆共价抑制剂是根据硼原子与蛋白酶活性位点中的丝氨酸或半胱氨酸残基的反应能力进行设计的。图 1-20 总结了天然多肽和丝氨酸蛋白酶能够发生的可逆共价反应。与亲电性较弱的腈类化合物不同（图 1-20C），醛（图 1-20B）或硼酸（图 1-20D）与丝氨酸蛋白酶的反应与酰胺（图 1-20A）十分相似，都能够生成一个四面体构型的中间体，并且醛或硼酸与丝氨酸蛋白酶的活性位点更容易发生反应，能够驻留较长时间。

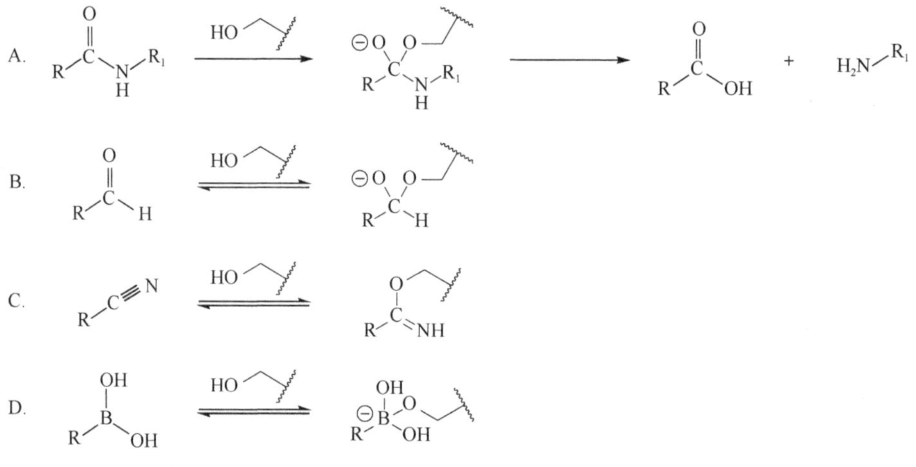

A. R-C(=O)-NH-R_1 + HO → ⊖O-C(R)(O)-NH-R_1 → R-C(=O)-OH + H_2N-R_1

B. R-C(=O)-H + HO ⇌ ⊖O-C(R)(H)-O

C. R-C≡N + HO ⇌ R-C(=NH)-O

D. R-B(OH)-OH + HO ⇌ ⊖B(R)(OH)(OH)-O

图 1-20 天然多肽和丝氨酸蛋白酶能够发生的可逆共价反应

醛在自然界中分布广泛，它的高反应活性会引起人体的氧化应激。醛还具有细胞毒性、诱导突变和致癌的副作用。然而，硼酸却是安全的，在药物研发中硼酸比醛更受青睐。图 1-21 阐释了亲电性的硼酸与亲核性的残基之间形成可逆共价键的机制。

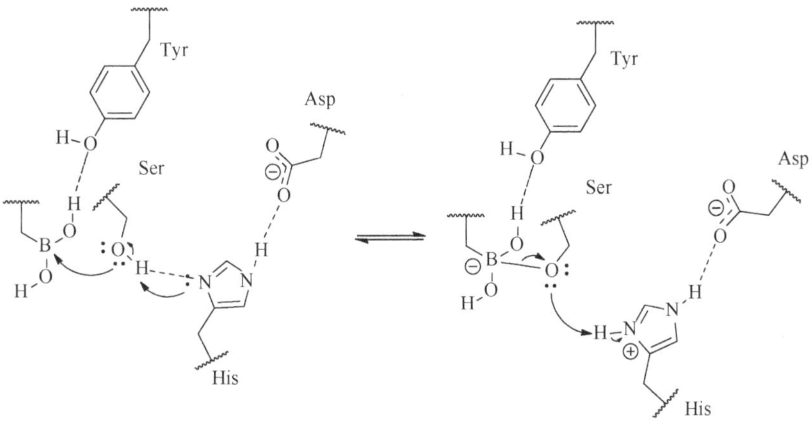

图 1-21 亲电性的硼酸与亲核性的残基之间形成可逆共价键的机制

在一项构效关系研究中，通过模拟上述可逆共价键的形成来靶向识别 β-内酰胺酶，当用硼酸结构单元替代 β-内酰胺基团时，亚微摩尔或纳摩尔当量的化合物就能够产生抑制作用（图 1-22）。如前所述，法硼巴坦就是通过与 β-内酰胺酶中的催化丝氨酸残基作用来抑制丝氨酸蛋白酶的活性。

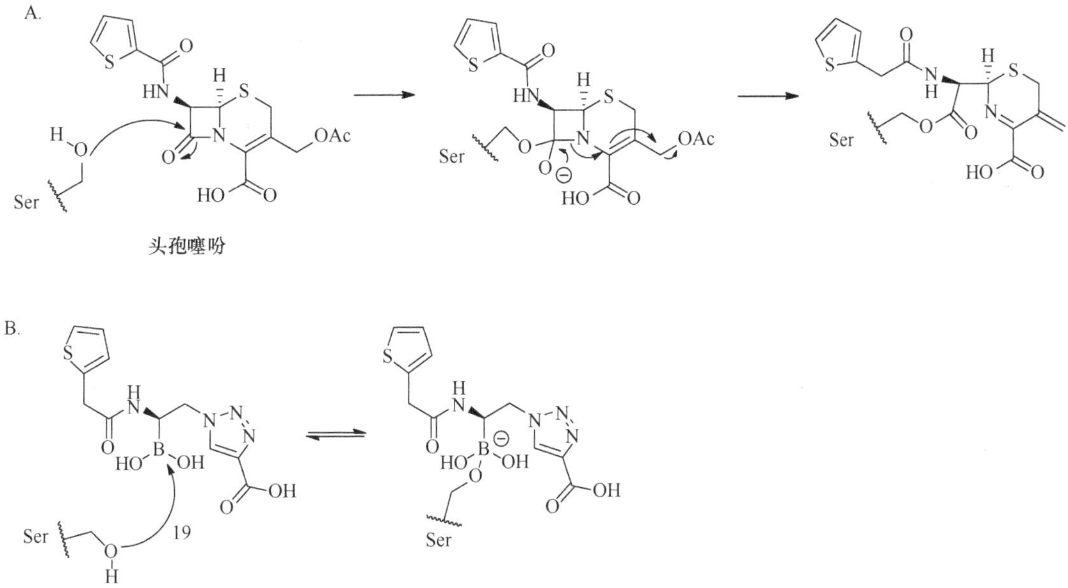

头孢噻吩

图 1-22 β-内酰胺酶抑制剂中的过渡态模拟物

A. 不可逆反应：β-内酰胺酶裂解头孢噻吩；B. 可逆反应：硼酸抑制剂 **19**

原有 EGFR TK 抑制剂分子中含有迈克尔受体（Michael receptor），是一种不可逆抑制剂。中村（Nakamura）等设计了几种含硼 EGFR TK 可逆抑制剂（**20**，图 1-23），用于靶向半胱氨酸残基的活性位点。体外和明胶试验表明：①硼酸比硼酸酯的效果好；②亚微摩尔当量的硼酸 **20.1** 和 **20.3** 就对 EGFR TK 具有抑制作用，却不影响人体内的其他激酶（由于 **20.2** 的分子链过短，它的抑制活性较低）；③ **20.3** 在 5h 后仍对 EGFR 具有抑制活性。上述结果表明，硼酸以一种缓慢可逆的方式与半胱氨酸残基发生作用，不属于自杀型抑制剂。

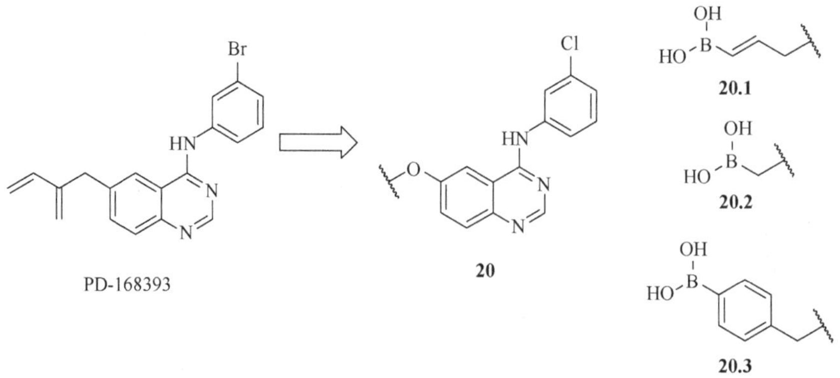

PD-168393

20

20.1

20.2

20.3

图 1-23 EGFR TK 抑制剂的结构修饰

5. 硼酸和硼酸酯作为前体药物 硼酸能够用作抗癌前药。在某些癌细胞内，活性氧物种的浓度（如过氧化氢 H_2O_2）显著升高，常用的策略是通过药物氧化反应生成前药，再通过氧化前药释放药物活性成分。王光迪等将含硼的喜树碱 B1 作为抗肿瘤药物 SN-38 的前药，利用癌细胞内高浓度的过氧化氢氧化硼酸结构单元，得到了含有羟基结构单元的 SN-38（图 1-24）。

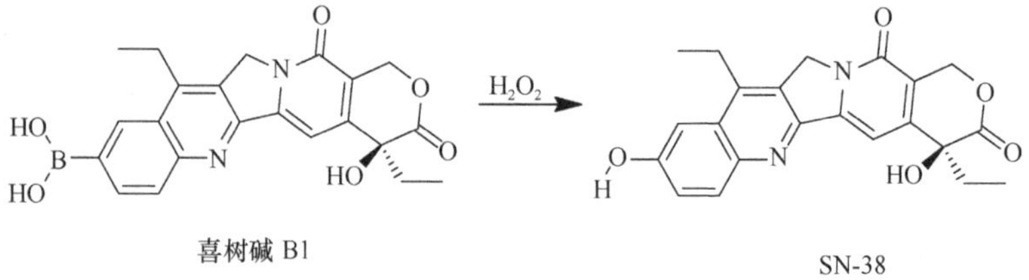

喜树碱 B1

SN-38

图 1-24 细胞内过氧化氢氧化前药喜树碱 B1 合成 SN-38

将含硼的喜树碱 B1 加入到细胞培养基内，48h 后，约有 60% 的 B1 转化为 SN-38。对几种癌细胞株的测试结果表明，尽管药物结构不同，但是，与 SN-38 相比，B1 对癌细胞的杀伤能力更强，它对靶标 DNA 拓扑异构酶 I 的抑制作用更强。另外，将硼酸类似物作为前药，不但其本身具有药物活性，而且，还能在体内释放相应的化疗药物。

为提高贝利司他的药效和生物相容性，王光迪等将硼酸结构单元引入药物分子中（图 1-25），得到了两种前药 **21** 和 **22**。明胶试验结果表明，前药 **21** 的活性是贝利司他的 1/5～1/3，而前药 **22** 的活性比前药 **21** 要低一个数量级。

为了阐释前药 **21** 和前药 **22** 的活性差异，王光迪等提出了贝利司他的释放机制（图 1-26）。假设细胞内存在过氧化氢氧化过程，并且只有前药 **21** 被氧化后能够释放羟基化的产物和甲基化的对苯醌，而前药 **22** 的氧化产物是羟基化的中间体，所以，前药 **22** 的活性大幅下降。在小鼠试验中，前药 **21** 在体内表现出较强的抑制肿瘤生长的能力，这与明胶试验结果截然不同。组织分析结果表明，前药 **21** 在释放贝利司他时，有大量的硼酸衍生物 **22** 剩余，导致贝利司他的释放速率下降，进而药效增强。

穆瓦特西耶（Moitessier）等使用硼酸酯衍生物替代硼酸衍生物作为前药。质谱分析结果表明，在碱性缓冲溶液中，硼酸酯 **25** 能够在 20min 内水解生成硼酸 **26**（图 1-27）。一般来说，将硼酸酯转化为硼酸的反应条件（如强酸、BBr_3/BCl_3 或氟化物等）较为苛刻，因此，这样的反应条件不能兼容药物分子中的官能团（如甲氧基、用于保护氨基的 Boc 或 Cbz 基团）。上述研究结果表明，将能够在缓冲溶液中水解的硼酸酯基团引入到药物分子中，可以使候选药物分子中兼容更多的官能团，这为今后药物化学研究提供了更多的候选药物。

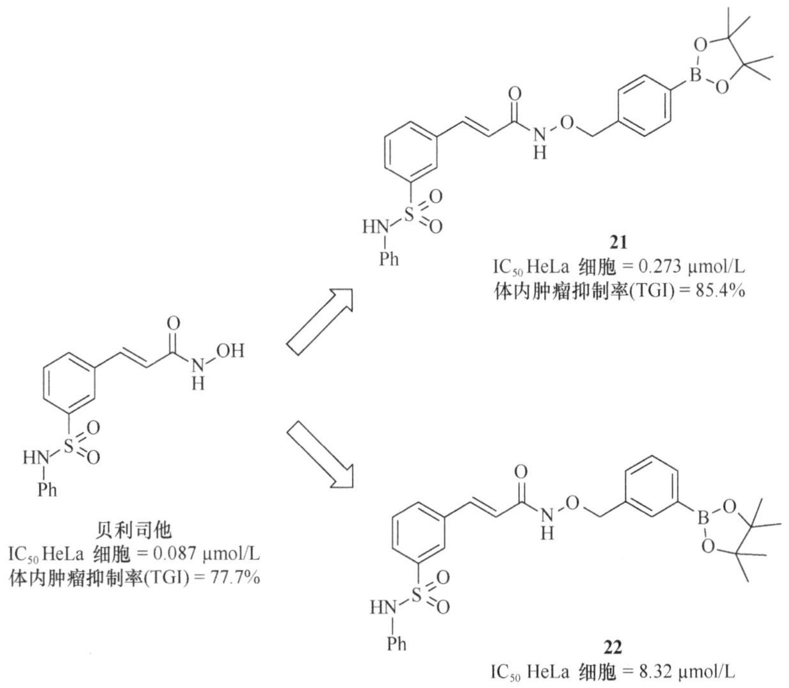
21
IC_{50} HeLa 细胞 = 0.273 μmol/L
体内肿瘤抑制率(TGI) = 85.4%
贝利司他
IC_{50} HeLa 细胞 = 0.087 μmol/L
体内肿瘤抑制率(TGI) = 77.7%
22
IC_{50} HeLa 细胞 = 8.32 μmol/L

图 1-25　硼酸前药的活性比较

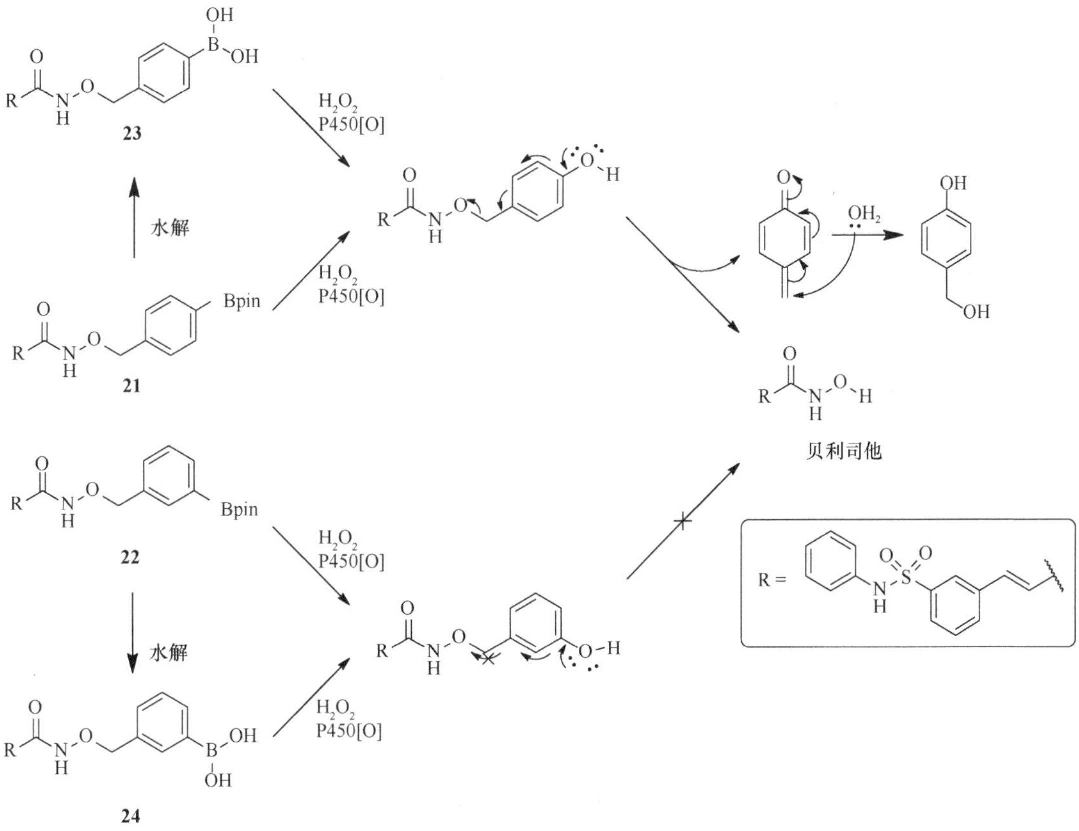
23
水解
21
22
水解
24
H_2O_2
P450[O]
贝利司他
R =

图 1-26　硼酸酯前药的氧化及药物的释放

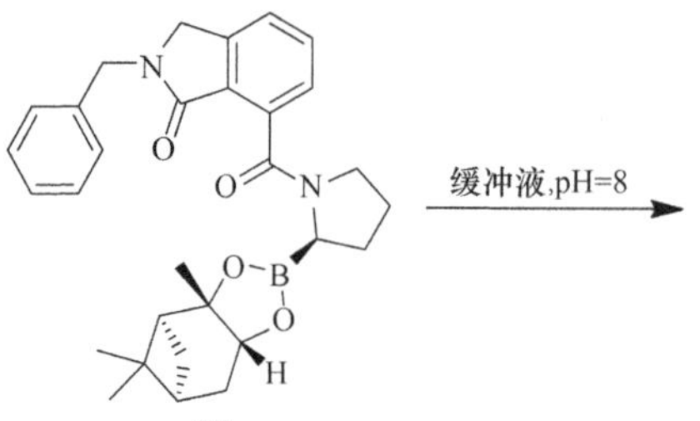

25
POP K_i =(22 ± 5)nmol/L

缓冲液,pH=8

26

图 1-27 硼酸酯前药的水解

实验表明，在苛刻的反应条件下，化合物 **25** 的水解反应会出现以下现象：①在强酸性条件下，(+)-蒎二醇参与的酯交换反应的原料会提前沉淀析出；②在 BCl_3 参与的脱 (+)-蒎二醇保护基的反应中，会生成脱苄基的副产物。体外试验表明，硼酸酯也是一类具有应用前景的备选化合物。

为保证药物口服生物利用度，将恩莱瑞（ninlaro）或艾莎佐米制成前药。首先，硼酸与枸橼酸盐反应生成枸橼酸酯，然后，在生理环境中，枸橼酸酯发生水解，并释放出艾莎佐米的活性成分（图 1-28）。

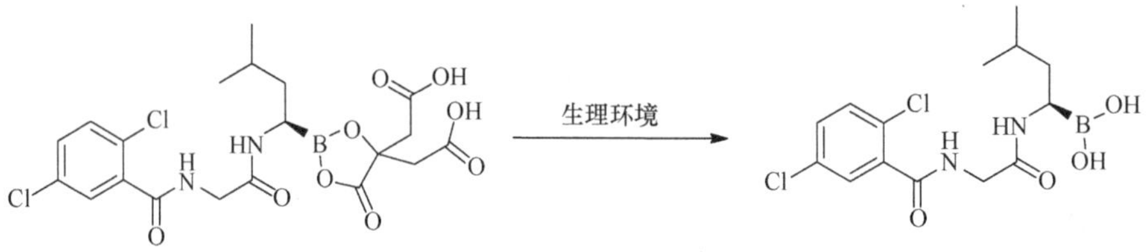

生理环境

枸橼酸艾莎佐米　　艾莎佐米

图 1-28 枸橼酸艾莎佐米水解生成艾莎佐米

综上所述，硼酸或硼酸酯不仅可以作为前药，在体内释放药物活性成分，含有硼酸酯结构单元的化合物还能够转化为硼酸类药物。

6. 模拟计算 通过计算方法能够预测具有生物活性的硼酸类化合物。萧伊凯特（Shoichet）等为筛选 AmpC β-内酰胺酶硼酸抑制剂设计了一种模拟方法。他们筛选了 23 000 种市售硼酸类化合物，并选取了排名在前 2% 的化合物，在几个细胞株中进行了体外试验。结果表明，当浓度下降至 10 nmol/L 时，化合物 **27**（图 1-29）与头孢噻肟（cefotaxime）联合使用时仍表现出抑制活性。

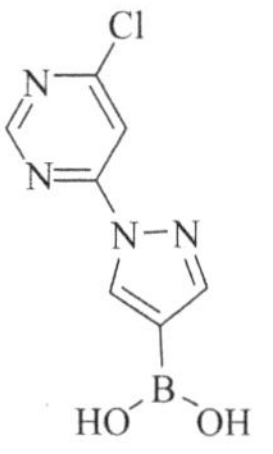

27
K_i(AmpC β-内酰胺酶)=10 nmol/L
MIC(*E.coli*)=1 μg/mL

图 1-29 通过虚拟筛选发现了硼酸化合物 **27**

艾达姆（Eidam）等采用生物信息学中优化片段命中率的方法来筛选 AmpC β-内酰胺酶硼酸抑制剂。他们通过分子对接来确定酶活性位点的最佳片段，将对接的片段与命中的分子叠加，从而确定最理想的侧链修饰。经过多轮试验，他们通过改善命中率，仅使用亚纳摩尔当量的化合物时，其体外活性却提高了两个数量级（图 1-30）。明胶试验和体内试验结果都表明，与头孢他啶（ceftazidime）联合使用时具有抑制作用。

三、硼药递送系统

硼酸类化合物除了具有生物活性外，它的硼酸结构单元还能与胞外区的二醇结构单元（如糖类）结合，从而提高细胞对脂质体和大分子的吸收能力。所以，通过向分子中引入亚硼酸和次硼酸结构单元，能够提高大分子转运的能力，如提高基因递送载体及脂质体的吸收和蛋白质的转运能力。

亚达夫（Yadav）等通过聚乙烯亚胺与4-溴丁基硼酸的反应合成了末端具有硼酸结构单元的三级胺（图1-31），从而提高细胞对质粒的吸收能力。由于硼酸的pK_a较高，在未发生电离时能够与细胞膜发生相互作用，这样既不破坏载体结构的完整性，又不影响细胞活性，解决了末端含有聚乙烯亚胺（PEI）结构单元的遗传物质的吸收问题。

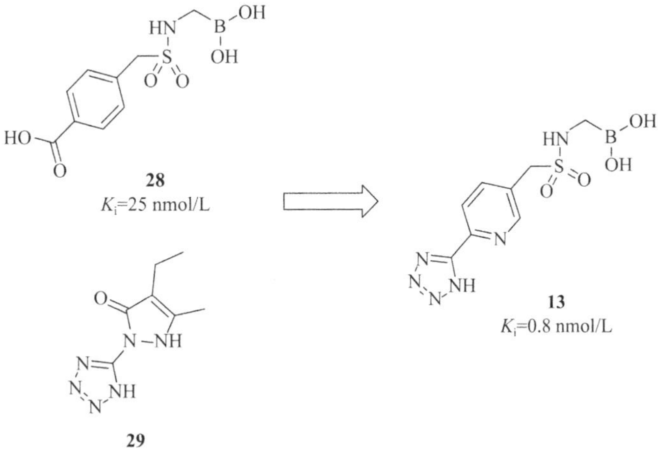

28
K_i=25 nmol/L

29

13
K_i=0.8 nmol/L

图1-30　通过生物信息学设计优化得到化合物**13**

另外，将硼酸结构单元连接到脂质体表面，能够促进细胞对脂质体的吸收。首先，将芳硼酸结构单元引入氨基甘油酯中，然后，将磷脂酰乙醇胺用罗丹明标记，荧光实验结果表明，有10%的含硼脂质体进入细胞中。

还可以将苯并氧杂硼结构单元引入用于哺乳动物脂质双分子层上蛋白质转运的递送载体中（图1-32）。将苯并氧杂硼与邻羟基氢化桂皮酸衍生物三甲基锁（trimethyl lock，TML）连接起来，再与不能穿过脂质双分子层的绿色荧光蛋白（green fluorescent protein，GFP）结合。实验结果表明：①苯并氧杂硼促进了GFP的吸收；②吸收是通过内吞途径进行的；③这种稳定的标记是可逆的，最终实现了在细胞内释放靶蛋白。

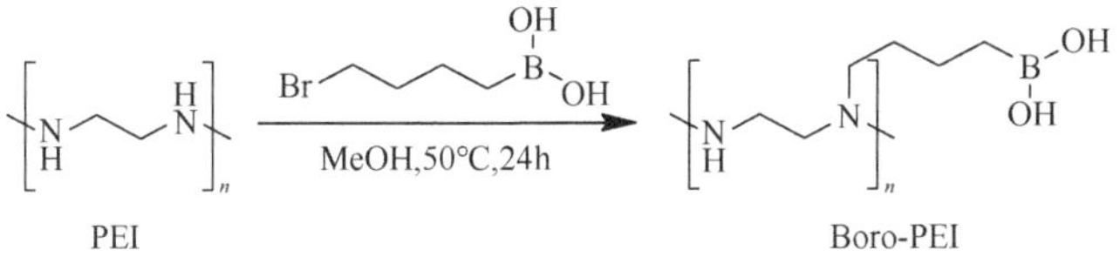

MeOH,50°C,24h

PEI　Boro-PEI

图1-31　聚乙烯亚胺与4-溴丁基硼酸的反应

细胞酯酶　快　+ H_2N-载体

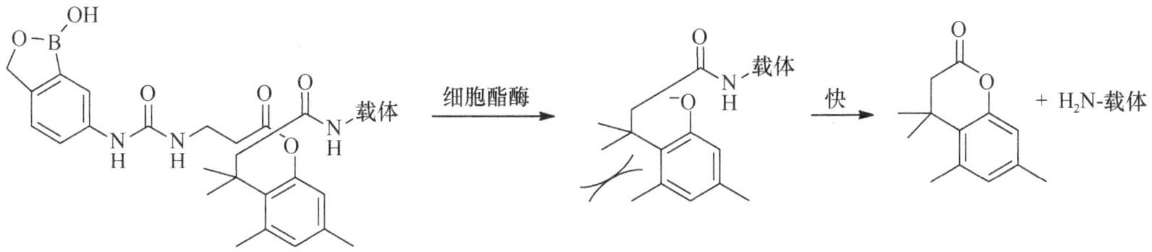

图1-32　硼药递送系统

本书第3章将详细讨论硼药递送系统及其在放射治疗中的应用，如含硼纳米材料。

（毛麓嘉　乔世会　臧　勉）

第2章 抗感染硼药

含硼杂环化合物表现出良好的抗感染潜力，本章将讨论治疗结核病、真菌感染、疟疾、被忽视的热带疾病（neglected tropical disease，NTD）、隐孢子虫病和弓形虫病等疾病的含硼有机化合物的研发及其在临床治疗中的应用前景。

第1节 概 述

许多传染病是由微生物感染引起的，如结核病、疟疾。目前，由于缺少合适的药物，针对微生物感染引起的传染病治疗效果并不理想。含硼有机化合物已经对4种常见传染病表现出良好的临床应用前景，分别是结核病、疟疾、被忽视的热带疾病及由隐孢子虫或弓形虫引起的寄生虫病。①结核病是因感染结核分枝杆菌而引发的传染病，死亡率很高，并且已经对一线和二线治疗产生了耐药性。②疟疾是由疟原虫引起的寄生虫病，几十年来，尽管采取战略性的干预措施来降低发病率和死亡率，但疟疾仍是全世界致死率较高的疾病之一。③被忽视的热带疾病是由世界卫生组织界定的由20种高度寄生生物（真菌、原生动物、蠕虫或后生动物蠕虫）、病毒或细菌感染引发的一类疾病。被忽视的热带疾病影响超过10亿人，尤其是儿童及生活在热带和亚热带地区的贫困人群，其高发病率和高死亡率给公共经济造成巨大损失。④隐孢子虫病和弓形虫病是由人类重要的原生动物病原体引起的另外一种危险疾病，并且隐孢子虫是引起5岁以下儿童中重度腹泻的常见原因。

含硼药物研发早在多年以前就已开始，如4-硼基-*L*-苯丙氨酸（4-borono-*L*-phenylalanine，BPA）和硼[^{10}B]卡钠（sodium borocaptate，BSH）作为硼元素载体用于硼中子俘获治疗（boron neutron capture therapy，BNCT），该疗法能够治疗多种肿瘤，包括恶性脑肿瘤和黑色素瘤。20世纪初，有机硼化学的发展得到广泛关注。由于硼原子缺电子的特殊性质，并且能够与其他原子形成共价键，硼簇化合物是最新一类用于含硼药物研发的有机硼化合物。硼原子有一个未被电子占据的p轨道，所以，含硼化合物具有强路易斯酸性，能够作为亲电试剂。当含硼化合物接受来自亲核试剂的电子后，硼原子的杂化方式由sp^2杂化变为sp^3杂化，其几何构型由平面三角形变为四面体构型（图2-1A），这就是含硼酶抑制剂的作用原理（图2-1B）。经过多年研究，已经研发出多种仅含有一个硼原子的生物活性分子和分子工具，获得批准上市的有硼替佐米、他伐硼罗、克立硼罗等。苯并氧杂硼具有化学性质稳定、毒性低、易于合成和靶向特异性高的特点，所以，它成为极具吸引力的治疗药物。另外，还有几种有机硼化合物表现出良好的抗菌活性，尤其是革兰氏阴性肠道菌群，如手性苯并氧杂硼化合物依培硼罗（epetraborole，AN3365，GSK2251052，图2-1C）。阿考硼罗（acoziborole，AN5568，SCYX-7158，图2-1C）对人类非洲锥虫病表现出良好的治疗效果，现已进入临床Ⅱ/Ⅲ期评估阶段。本章将重点讨论用于治疗结核病、真菌感染、疟疾、被忽视的热带疾病、隐孢子虫病和弓形虫病的有机含硼化合物的研发、细胞毒性与作用机制。

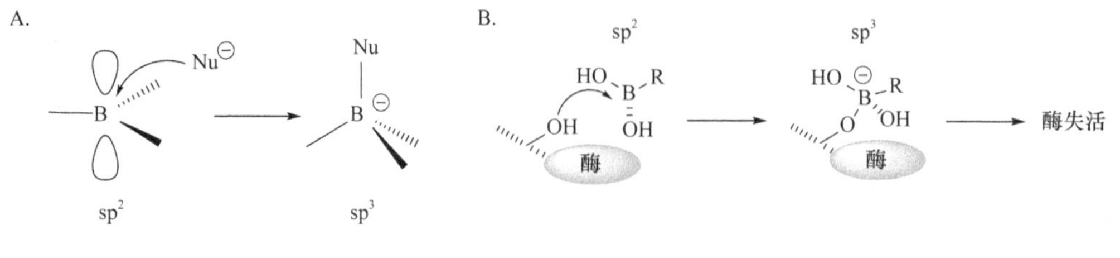

C.

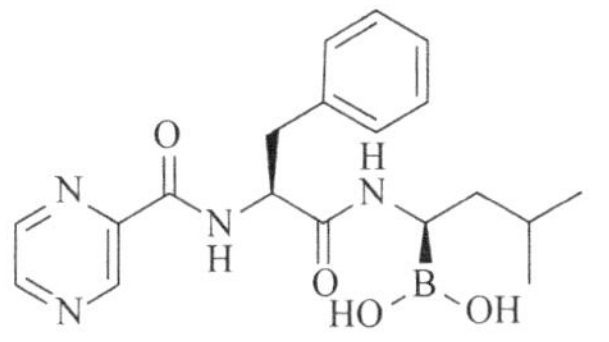

硼替佐米
bortezomib (Velcade®)
[用于治疗多发性骨髓瘤]

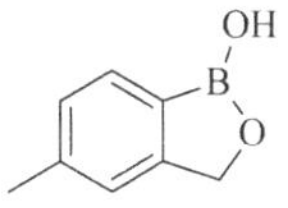

他伐硼罗
tavaborole (Kerydin®)
[用于治疗甲真菌病]

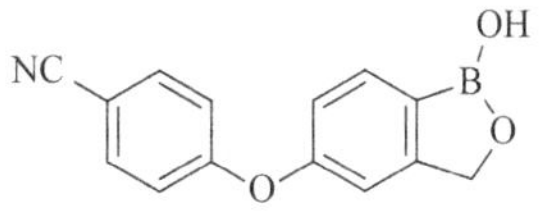

克立硼罗
crisaborole (Eucrisa™)
[用于治疗异位性皮炎]

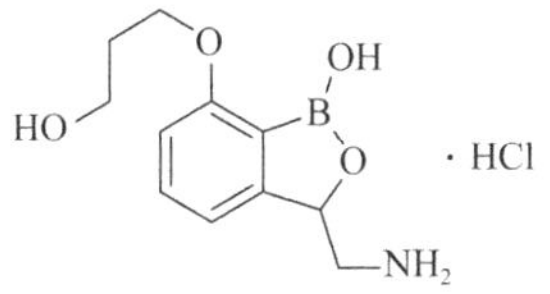

依培硼罗
epetraborole (AN3365, GSK2251052)
[用于治疗革兰氏阳性菌，Ⅱ期临床试验中止]

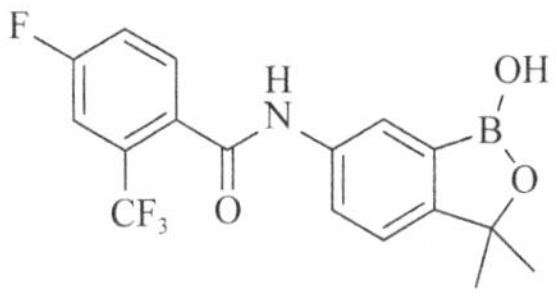

阿考硼罗
acoziborole (AN5568, SCYX-7158)
[临床Ⅱ/Ⅲ期试验，用于治疗昏睡病]

图 2-1　A. 硼的电子特性；B. 含硼酶抑制剂的作用机制；C. 部分已上市的含硼药物及其衍生物

第 2 节　抗结核病和抗真菌感染硼药

结核病（tuberculosis，TB）是因感染结核分枝杆菌（*Mycobacterium tuberculosis*，Mtb）引发的慢性细菌感染，具有高度传染性，是全球十大高死亡率疾病之一。2019 年，超过 1000 万人感染结核病，其中约 140 万人死于结核病。结核分枝杆菌通过气溶胶传播，当人将含有结核杆菌的飞沫吸入肺泡后，就会发生感染。进入肺泡的结核杆菌会被肺泡巨噬细胞吞噬，并被消灭或抑制。如果仍有杆菌存活，它们可能通过淋巴或血液循环传播到其他组织和器官（脑、喉、淋巴结、肺、脊柱、骨骼或肾脏）。在 2～8 周内，结核杆菌被巨噬细胞吞噬并包围，形成肉芽肿，使杆菌得到控制。如果免疫系统不能有效控制结核杆菌，杆菌就会迅速繁殖，引发结核病。2019 年，全世界有近 50 万人患有利福平耐药结核病（rifampicin resistant TB，RR-TB），其中 78% 为多重耐药患者。虽然，二线药物能够治疗和治愈多重耐药结核病，但是，能够用于二线治疗的药物（卡那霉素、阿米卡星）种类有限，并且需要结合化疗（至少 2 年），化疗所用药物价格十分昂贵，毒性也较高。所以，仍有必要研发能够克服耐药性的新型抗结核药物。

一、苯并氧杂硼

1957 年，托塞尔（Torssell）首次合成并表征了 1,3-二氢-1-羟基-2,1-苯并氧杂硼。在生理环境中，邻位羟烷基化的芳硼酸与糖苷能够形成络合物，所以，这类芳硼酸在超分子化学领域常作为糖类或复合糖的分子受体，或者在有机合成化学中作为合成子和保护基。

研究表明，1 号位被芳环、芳杂环或乙烯基取代的二氢苯并氧杂硼衍生物（图 2-2）具有一定的抗真菌活性。据报道，第一例先导化合物 1-苯基二氢苯并氧杂硼 **1a**（AN2690）具有弱的广谱抗真菌活性，最低用药浓度为 4～8 μg/mL，而 5-氟-1-苯基二氢苯并氧杂硼 **1b** 的抗真菌活性比 **1a** 高 2～8 倍。为确定化合物 **1a** 的疏水效应，合成了一系列 1-苯基二氢苯并氧杂硼衍生物（**2**，图 2-2）。

1

a: R = H, R′ = 1-phenyl
b: R = F, R′ = 1-phenyl
c: R = H, R′ = 1-styril
d: R = 5-F, R′ = 1-styril
e: R = 5-F, R′ = 1-vinyl
f: R = 5-F, R′ = 1-(furan-3-yl)
g: R = 5-F, R′ = 1-(thiophen-3-yl)
h: R = 5-F, R′ = 1-(4-methythiophen-3-yl)
i: R = 5-F, R′ = 1-(pyrid-3-yl)

2

a: R = H, R′ = 3′-Cl
b: R = H, R′ = 3′-F
c: R = H, R′ = 4′-F
d: R = F, R′ = 3′-Cl
e: R = F, R′ = 3′-F
f: R = F, R′ = 4′-F
g: R = F, R′ = 3′-Me
h: R = F, R′ = 4′-Me

图 2-2 苯并氧杂硼化合物 AN2690 及其衍生物

据报道，为提高化合物的亲水性，合成了 1-羟基二氢苯并氧杂硼 **3a**（图 2-3）。与化合物 **1a** 相比，**3a** 对新生隐球菌（*C. neoformans*）的抑制作用提高了 8 倍，他伐硼罗对烟曲霉（*A. fumigatus*）的抑制作用也同样提高了 8 倍。为了确定 1-羟基二氢苯并氧杂硼衍生物的构效关系，合成了化合物 **3b-l**。结果表明，他伐硼罗和 **3b**（AN2718）的抗真菌活性最高。目前，含硼化合物 **3b** 正在开发，用于足癣、足底和指间间隙皮癣菌感染的局部治疗。另外，化合物 **4a** 和 **4b** 的活性分别是 **1a** 和 **1b** 活性的 1/2 和 1/16～1/4（图 2-3）。

3

a: R′ = H
b: R′ = 5-Cl
c: R′ = 5-Me
d: R′ = 5-CF_3
e: R′ = NC
f: R′ = 5-MeO
g: R′ = 5-$HOCH_2$
h: R′ = 6,7-benzo
i: R′ = 5-F,6-F
j: R′ = 4-F
k: R′ = 6-F
l: R′ = 7-F

4

a: R = phenyl, R′ = H
b: R = phenyl, R′ = 6-F
c: R = OH, R′ = 6-F

图 2-3 苯并氧杂硼化合物 AN2718 及其衍生物

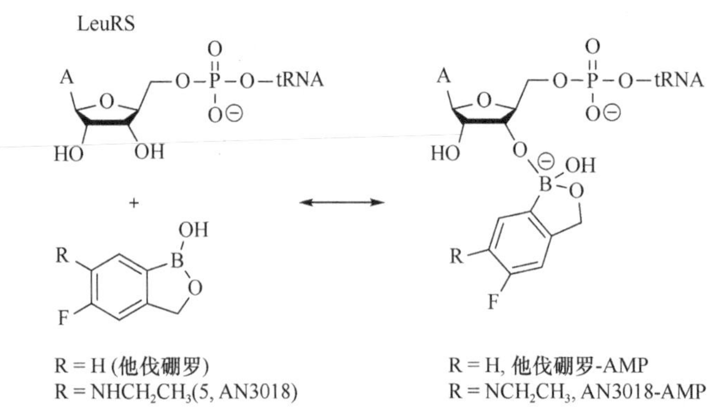

图 2-4 他伐硼罗、AN3018 与亮氨酸 tRNA 合成酶（LeuRS）的反应机制

他伐硼罗对引发甲真菌病的红色毛癣菌（*T. rubrum*）和须发癣菌（*T. mentagrophytes*）具有较高的抑制活性。2014 年，他伐硼罗获得 FDA 批准上市，用于治疗甲真菌病，它与 tRNA 的 3′-腺苷形成共价加合物，并能够抑制亮氨酸 tRNA 合成酶（LeuRS）（IC_{50}：2.1 μmol/L）（图 2-4）。LeuRS 属于氨酰 tRNA 合成酶（aaRS），这类酶对于基因转译至关重要。同时，在遗传密码的翻译过程中，它还能催化特定氨基酸与相应 tRNA 连接，这对蛋白质的合成十分重要。多数 aaRS 酶都具有校对（编辑）机制，使用错误的氨基酸水解 tRNA 的氨酰基官能团。所以，LeuRS 就是一种具有校对功能的 aaRS，调控氨酰化反应的活性位点和具有校对功能的活性位点的距离超过 30 Å。氨酰化反应分两步进行，与酶结合形成氨基酰腺苷酸（酶促阶段Ⅰ），然后将活化的氨基酸转移到 tRNA（酶促阶段Ⅱ）3′-端位的腺苷中的 2′-羟基或 3′-羟基上。通过抑制任一酶促阶段（Ⅰ，Ⅱ），都能导致不带电荷的 tRNA 分子积聚，这些分子与核糖体结合，阻断多肽链的增长。十多年来，这些酶一直都是抗菌剂的潜在靶标，受到广泛关注。库萨克（Cusack）等确定了白念珠菌编辑结构域与化合物 **5** 的络合物的结构，这为设计和提高苯并氧杂硼类抗真菌药物的特异性提供了结构基础。

据报道，6-氨基苯并氧杂硼衍生物具有良好的抗真菌活性，并且毒性很低（图 2-5）。该研究首先确定了两个先导化合物 **6** 和 **7**，它们对结核分枝杆菌 H37 Rv 具有良好的抑制活性（MIC：**6**，1.9 μmol/L；**7**，15.6 μmol/L）。在早期药物筛选过程中发现，低浓度的化合物 **8**（AN3016）和 **9**（AN3017）对结核分枝杆菌 H37 Rv 就表现出抑制作用（**8**，1 μg/mL，**9**，1.8 μg/mL），同时还能够抑制结核分枝杆菌 LeuRS 的活性（IC_{50}：**8**，3.5 μmol/L；**9**，0.64 μmol/L）。研究表明，在化合物 **9** 的 7 号位引入乙氧基后，所得化合物 **10** 的活性增强（**10**，MIC 0.13 μg/mL，Mtb LeuRS IC_{50} 0.13 μmol/L）。为提高化合物 **10** 的生物承载量，进行了结构和生物物理研究，并且药代动力学研究揭示了化合物 **10** 与结核分枝杆菌 LeuRS 的结合模式。在化合物 **10** 与 AMP 共同参与的条件下，尝试与结核分枝杆菌 LeuRS 不同的编辑结构域构筑物结晶。化合物 **10** 中的硼原子与 AMP 形成双齿共价加合物，用于模拟 tRNA 受体的末端核苷酸 Ade76。在苏氨酸富集的区域，T336 至 T337 的氨基酸残基与共价加合物之间形成了大量的氢键，同时 L432 和 Y435 与 AMP 之间也存在大量的氢键和疏水作用。另外，化合物 **10** 的氨基与 D447 和 D450 的羧酸侧链和 M441 的羰基具有 3 个关键的相互作用。7 号位的乙氧基不仅与 R449 之间形成了新的相互作用，还与 Ade76 核糖紧密结合，从而进一步稳定了硼-tRNA 加合物。化合物 **10** 的加合物结合结构与含有甲硫氨酸结合结构域编辑的大肠杆菌 LeuRS 的叠加表明，3-氨基甲基苯并氧杂硼结构单元占据了与非同源氨基酸相同的位置。一系列 3-氨基甲基苯并氧杂硼化合物被用于测试对结核分枝杆菌 LeuRS 的抑制作用，最初用于测试的多数都是外消旋混合物，然后再分离其中有活性的 *S* 异构体。通常，*S* 异构体比外消旋混合物或 *R* 异构体的抑制效果好。实验结果表明，化合物 **11**、**12** 和 **13** 的药效最好，它们对结核分枝杆菌 H37 Rv 具有良好的抑制作用（MIC 0.02～0.05 μmol/L），同时对结核分枝杆菌 LeuRS 的抑制作用也有所增强（IC_{50} 0.06～0.08 μmol/L）。小鼠体内的药代动力学分析结果表明，这三个化合物对小鼠急性和慢性结核病具有良好的疗效，其效力与一线药物异烟肼相当。

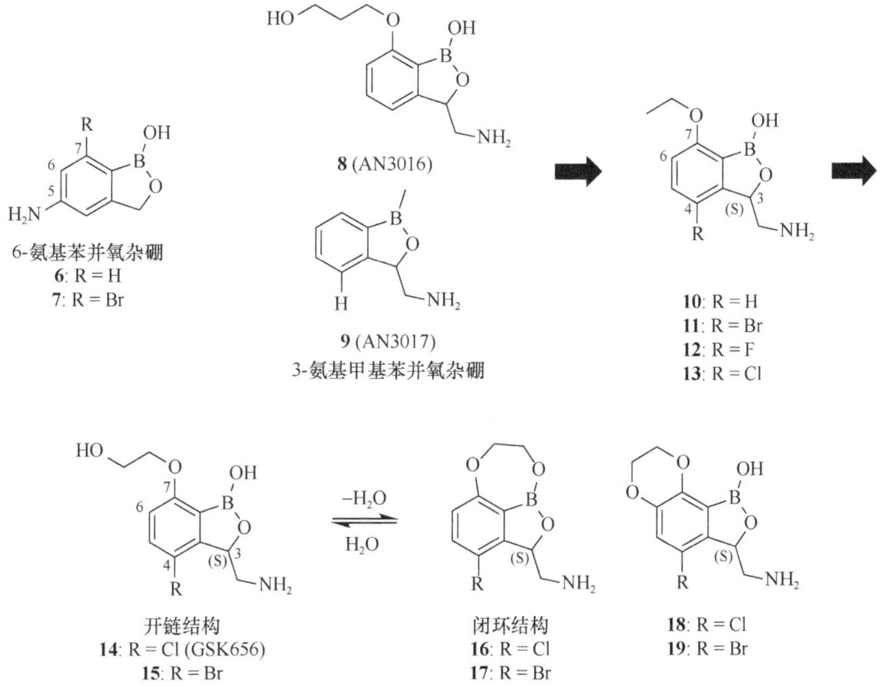

图 2-5 苯并氧杂硼化合物 **6**～**19** 的结构

这一系列化合物的主要缺点是具有潜在的不良反应。通过结构优化，提高了结核分枝杆菌 LeuRS 抑制剂的选择性。首先，通过向 7 号位的烷氧基引入芳香基团来提高侧链的亲脂性，导致所得化合物的抗结核菌活性降低，以及对结核分枝杆菌 LeuRS 的抑制作用下降。当向侧链引入一个或两个氟原子后，所得化合物的抗结核菌活性略有下降或基本保持不变。通过提高侧链的亲水性，同时将 7 号位的连接体减少至两个碳原子，可提高化合物 **14**（GSK656）和 **15** 对结核分枝杆菌 LeuRS 的抑制活性（IC_{50}：**14**，0.20 μmol/L；**15**，0.12 μmol/L）。苯并氧杂硼药效团的开链形式和环合形式之间的平衡由溶剂和外界环境共同决定（图 2-5）。另外，稠环化合物 **18** 和 **19** 对结核分枝杆菌 H37 Rv 和 LeuRS 均具有抑制活性（MIC：**18**，0.08 μmol/L；**19**，0.03 μmol/L。IC_{50}：18，0.046 μmol/L；**19**，0.12 μmol/L）。药物代谢和药代动力学研究表明，化合物 **14** 和 **18** 表现出较低的药物清除率和良好的药物暴露。典型的结核分枝杆菌 LeuRS 抑制剂表现为低分子量、低极性表面积（PSA）及 c*logD* 7.4 值，与异烟肼、吡嗪酰胺和乙胺丁醇等一线药物相似。

通过动物体内试验，评估了这些结核分枝杆菌 LeuRS 抑制剂对结核病的治疗效果。试验结果表明，化合物 **14** 的疗效最佳（ED_{99} 为 0.4 mg/kg）。体内试验表明，低剂量的 **14** 对小鼠的急性和慢性结核病均表现出良好的治疗效果。目前，化合物 **14** 已用于结核病治疗的临床试验，这也是 GSK3036656 首次用于健康受试者中的人体安全性和药代动力学研究。

帕特尔（Patel）等确定了 6-苄氧基苯并氧杂硼 **20** 在体外对结核分枝杆菌具有抑制活性（MIC：2 μmol/L），并且无细胞毒性（图 2-6）。另外，7-苯基苯并氧杂硼类化合物 **21**、**22**、**23** 和 **24** 在体外也表现出对结核分枝杆菌具有抑制活性（5.1～80 μmol/L），同时 MIC_{99} 也较低（5～12.5 μmol/L）。这些化合物的靶标可能是还原型烟酰胺腺嘌呤二核苷酸（NADH）脱氢酶（Ndh），而不是 LeuRS。在 NADH 转化为醌的过程中，Ndh 是必需的氧化还原酶，它在电子转移的过程中起到催化作用。在临床分离株中发现的 Ndh 突变表现出对异烟肼的耐药性。进一步研究表明，上述过程与醌的结合口袋中的残基有关。近期报道的二聚苯并氧杂硼化合物也表现出对分枝杆菌（包括结核分枝杆菌病原体）具有良好的选择性和抑制活性，它能与结核分枝杆菌的多糖发生络合，并且未表现出耐药性。

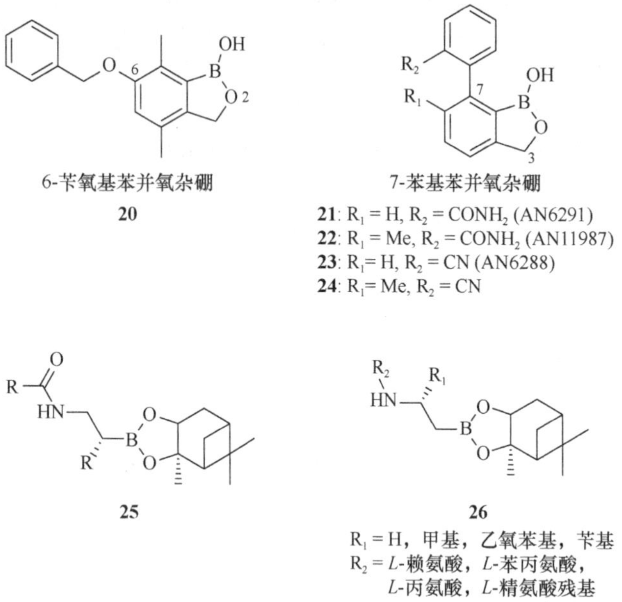

6-苄氧基苯并氧杂硼
20

7-苯基苯并氧杂硼
21: R_1 = H, R_2 = $CONH_2$ (AN6291)
22: R_1 = Me, R_2 = $CONH_2$ (AN11987)
23: R_1 = H, R_2 = CN (AN6288)
24: R_1 = Me, R_2 = CN

25

26
R_1 = H，甲基，乙氧苯基，苄基
R_2 = *L*-赖氨酸，*L*-苯丙氨酸，*L*-丙氨酸，*L*-精氨酸残基

图 2-6　苯并氧杂硼化合物 **20**～**26** 的结构

二、肽基硼酸酯和肽基硼酸

硼酸酯通过与亲核实体（如酶结构中的羟基和胺基，图 2-1B）形成的共价键与靶蛋白发生相互作用，最终与酶形成稳定的化学键，表现出对酶的可逆抑制性。硼酸与肽结合形成相应的肽基硼酸酯或肽基硼酸，并表现出多种生物活性。硼替佐米就是一种二肽硼酸，是第一种人类蛋白酶体抑制剂，用于治疗多发性骨髓瘤。硼替佐米与蛋白酶体复合物的 X 射线晶体结构表明，在 20S 蛋白酶体的糜蛋白酶样活性位点，硼替佐米中的硼酸结构单元与 Thr1 中的羟基之间形成共价键，导致酶功能异常和癌细胞凋亡（人类蛋白酶体 IC_{50} 0.005 μmol/L）。硼替佐米能够用于治疗多种癌症，但同时存在明显的缺陷，如合成成本高、药代动力学差、副作用显著（周围神经病变、中性粒细胞减少和血细胞减少）等。

酪蛋白水解蛋白酶（ClpP）属于丝氨酸蛋白酶的一种，存在于多种细菌中，能够清除废弃的翻译产物。tmRNA 反式翻译系统是细菌的自救系统，它能够将蛋白质合成过程中无法移动的核糖体释放出来，用 ClpP 特异性降解肽（SsrA）标记已部分合成的蛋白质。ClpP 能够识别 SsrA 标记的蛋白质并将其降解。包括结核分枝杆菌和耻垢分枝杆菌在内的分枝杆菌在单一操纵子中编码两种 ClpP 同源物，即 ClpP1 和 ClpP2，它们结合在一起形成单个蛋白水解复合物，即 ClpP1P2。ClpP 复合物由催化蛋白酶亚基（ClpP）和调节亚基（ATPase）组成。这两种蛋白质都是细菌在体外和感染期间生存所必需的，缺乏其中任何一种蛋白质都会导致细菌快速死亡。遗传研究还表明，由于 ClpP1P2 蛋白酶缺乏，以及翻译错误诱导生成的氨基糖苷（结核分枝杆菌的重要二线药物）的协同作用，ClpP 可能成为抗真菌治疗的理想靶点。硼替佐米是一种全细胞活性的分枝杆菌 ClpP1P2 蛋白酶抑制剂，同时也是治疗结核病的一种新的先导化合物 [牛分枝杆菌：IC_{50} ClpP1P1，(1.6±0.5) μmol/L。耻垢分枝杆菌：MIC_{50} 6 μmol/L]。硼替佐米是通过基于机制的全细胞筛选方法从 500 000 多个化合物中筛选出来的（图 2-7A）。为了检测 ClpP1P2 在细胞内的抑制作用，迪克（Dick）等通过微生物工程筛选出了一种耻垢分枝杆菌，它允许通过检测聚集的 SsrA 标记的绿色荧光蛋白来表征 ClpP1P2 在细胞内的抑制剂的活性（图 2-7B）。在正常情况下，ClpP1P2 复合物识别经绿色荧光蛋白标记的 SsrA-(YALAA)，然后将蛋白质降解，导致基础荧光减弱。当硼替佐米存在时，ClpP1P2 与蛋白酶的催化位点结合，并阻止 GFP-SsrA 蛋白的降解，导致其累积和荧光增强（图 2-7B）。另外，通过基于全细胞靶点的蛋白酶体 Glo 测定法表征哺乳动物蛋白酶体在细胞内的抑制过程（图 2-7C）。该方法的原理是基于与氨基荧光素分子结合的蛋白酶体特异性裂解标签（Z-LVVY）。在正常情况下，蛋白酶体使 LVVY 标签裂解，引发萤光素酶氧化氨基荧光素，导致发光。当蛋白酶体抑制剂存在时，LVVY 不会发生裂解，氨基荧光素靶点不能被萤光素酶氧化，发光被阻断。

A.

硼替佐米

27 (Pyr-FL-CMK)

P1, P2和二肽侧链的变体

牛分枝杆菌 BCG IC_{50}: 25 μmol/L (ClpP1P2)
结核分枝杆菌 MIC_{50} 25 μmol/L
牛BCG蛋白酶体细胞毒性 MIC_{50}: (25 ± 1.3) μmol/L
H.蛋白酶体细胞毒性 IC_{50} > 500 μmol/L
HepG2细胞毒性 CC_{50} > 500 μmol/L

牛分枝杆菌 BCG IC_{50}: 25 μmol/L (ClpP1P2)
结核分枝杆菌 MIC_{50} 25 μmol/L
H.蛋白酶体细胞毒性 IC_{50} > 500 μmol/L
HepG2细胞毒性 CC_{50} > 500 μmol/L
牛BCG蛋白酶体细胞毒性 MIC_{50}: (25 ± 1.3) μmol/L

B.

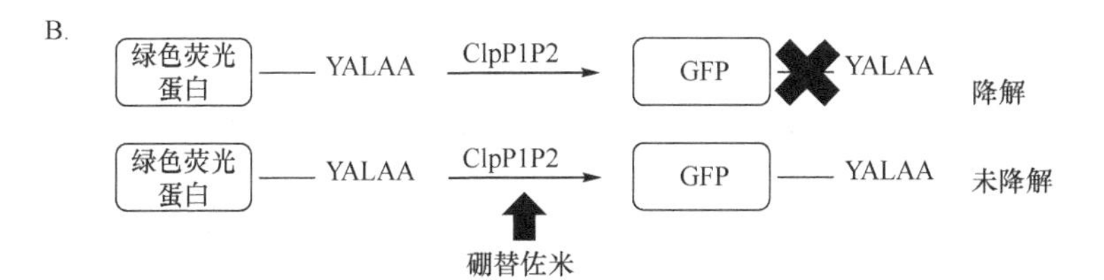

C.

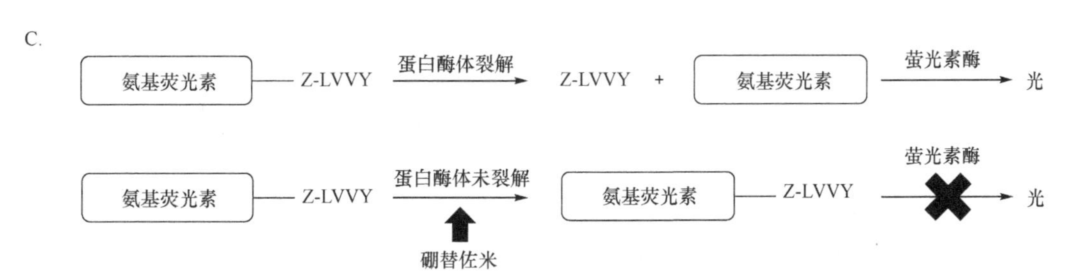

D.

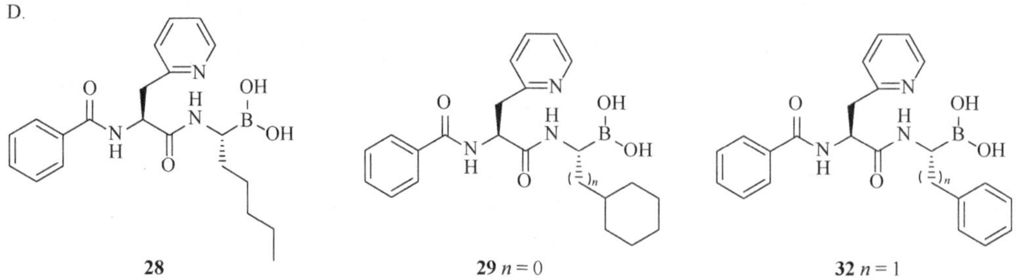

28

29 $n = 0$
30 $n = 1$
31 $n = 2$

32 $n = 1$
33 $n = 2$

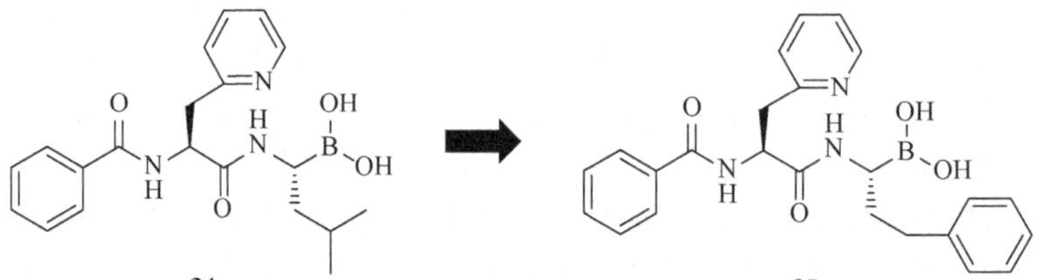

34

35

耻垢分枝杆菌 IC_{50}: (1.5 ± 0.5) μmol/L(ClpP1P2)
结核分枝杆菌 MIC_{50} (2.5 ± 1.3) μmol/L
H.蛋白酶体细胞毒性 IC_{50} (0.367 ± 0.103) μmol/L

图 2-7 A. 分枝杆菌 ClpP1P2 抑制剂硼替佐米和 **27** 的结构；B. ClpP1P2 抑制实验；C. 蛋白酶抑制实验；D. 分枝杆菌 ClpP1P2 抑制剂 **28**～**35** 的结构

氯甲基酮是一类独特的丝氨酸蛋白酶不可逆共价抑制剂。这类肽的功能与硼酸的作用机制类似。硼替佐米类似物 **27**（吡嗪-苯丙氨酸-亮氨酸-氯甲基酮，图 2-7A）中的氯甲基酮结构单元用于替代硼酸结构单元，并表征了其对细菌和人体内酶的抑制作用。化合物 **27** 对牛分枝杆菌 ClpP1P2（IC_{50}：25 μmol/L）、结核分枝杆菌（MIC_{50}：25 μmol/L）和牛 BCG 蛋白酶体 [MIC_{50}：(25±1.3) μmol/L] 仍具有抑制活性，但是，它对人体内的蛋白酶不具有抑制活性（IC_{50}：＞500 μmol/L *vs*. 硼替佐米 IC_{50}：0.005 μmol/L）。当氯甲基酮类似物的浓度高达 500 μmol/L 时，它对 HepG2 细胞仍未表现出毒性，但是，硼替佐米的细胞毒性为 250 μmol/L。这些氯甲基化合物对细菌的 ClpP1P2 和蛋白酶体具有抑制作用，但不影响人体内的蛋白酶体，所以，这类化合物对人体内蛋白酶体具有选择性。为了筛选出对细菌的 ClpP1P2 具有抑制作用，但对人体内蛋白酶体的抑制作用较弱的化合物，通过修饰 P1、P2 和 X 侧链，合成了一系列硼替佐米的二肽基硼酸酯衍生物（图 2-7A）。用位阻较小的正戊基取代硼替佐米中的异丁基（化合物 **28**，图 2-7D），将化合物 **28** 对结核分枝杆菌的抑制作用提高了 2 倍，但对蛋白酶体的抑制活性却是原来的 1/6（IC_{50}：0.03 μmol/L）。与硼替佐米相比，芳香衍生物 **32** 和 **33** 对蛋白酶体的抑制活性是原来的 1/14～1/10（图 2-7D）。研究表明，在 X 位引入体积较大的基团（苄基或苯基）能够提高化合物对细菌 ClpP1P2 的抑制活性，但不影响对蛋白酶体的抑制活性。将硼替佐米中的苯环用 3-吡啶基团取代后，得到的化合物 **34** 对细菌的 ClpP1P2 仍具有抑制活性，但是对蛋白酶体的抑制活性却是原先的 1/6。

对接研究表明，细菌 ClpP1P2 的 P1 区域能够容纳抑制剂分子中大体积的 P1 基团，但是人体内的蛋白酶体的 P1 区域与其不匹配。化合物 **35** 与 ClpP1P2 的结合位点的对接结果表明，疏水性的 S1 残基 Ile71、Met75、Met99、Phe102 和 Pro125 与 P1（苯乙基）存在相互作用。P2 位的氨基与 Leu126 骨架中的羰基之间及 N 端的羰基与 Ile71 骨架中的氨基之间形成了氢键。在药物化学中，通常根据药代动力学特征来研究和预测化合物的“类药性”。根据利平斯基（Lipinski）的五倍律法则检验化合物的物理化学性质，如分子量、氢键供体和受体的数量及亲脂性（log*P*）。体外吸收、分布、代谢和排泄（ADME）分析表明，化合物 **35** 具有良好的体外 ADME 特性：它能与血浆蛋白适度结合，在人肝微粒体内稳定性适中，在小鼠微粒体内清除率较高（8min），高浓度的**35**对细胞色素P450未表现出抑制作用。口服和静脉注射的药代动力学表明，化合物**35**的清除率适中，生物利用率较低。综上所述，抑制ClpP1P2的活性可能成为治疗耐药结核分枝杆菌的新策略。

三、其他含硼小分子化合物

二氮杂硼烷是一类硼原子位于芳香杂环上的含硼化合物。据报道，二氮杂硼烷**36**还具有抗菌活性。在大肠杆菌中，二氮杂硼烷与烟酰胺腺嘌呤二核苷酸（NAD^+）发生络合，从而抑制烯酰还原酶（ENR）的活性。与苯并氧杂硼**37**（AN2918）和**38**（AN3438）类似，ENR的二氮杂硼烷抑制剂与NAD辅因子核糖单元C（2′）位的羟基形成硼-氧共价键（图2-8A，图2-8B）。与烯酰还原酶类似，InhA（烯酰-[酰基载体蛋白]还原酶，NADH）存在于分枝杆菌体内，用于真菌酸的生物合成。近期研究表明，二氮杂硼烷**39**（AN12855，图2-8C）能够抑制InhA的底物结合位点，所以，在体外表现出对细菌繁殖具有抑制活性（IC_{50}：InhA 0.03 μmol/L）。

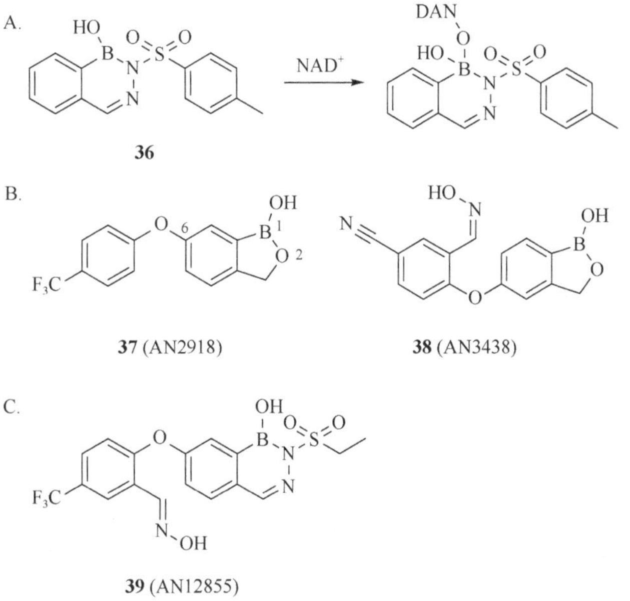

图2-8 A. ENR的二氮杂硼烷抑制剂与NAD辅因子形成硼-氧共价键；B. 苯并氧杂硼**37**（AN2918）和**38**（AN3438）的结构；C. 二氮杂硼烷**39**（AN12855）的结构

马丁（Martin）等首次合成了2,4,1-苯并二氮杂硼烷化合物**40**、**41**和**42**，这类化合物对结核分枝杆菌具有抑制作用（图2-9）。接下来，他们又合成了2号位酰基化的2,3,1-苯并二氮杂硼烷**43**、**44**、**45**和**46**，并测试了它们对耻垢分枝杆菌的抑制活性（图2-9）。据报道，2-甲酰基苯基硼酸**47**及其衍生物**48**对黑曲霉、黄曲霉、白念珠菌和酿酒酵母表现出具有良好的抑制作用（图2-9）。从链霉菌抗生素中分离出来的硼霉素是一种含硼聚醚大环内酯类抗生素，它是一种有效的分枝杆菌生长抑制剂（MIC_{50}：80 nmol/L）。对于HepG2来说，硼霉素的杀菌作用强，细胞毒性低。它作为离子载体，导致穿过芽孢杆菌膜的钾离子浓度发生梯度崩溃（图2-9）。

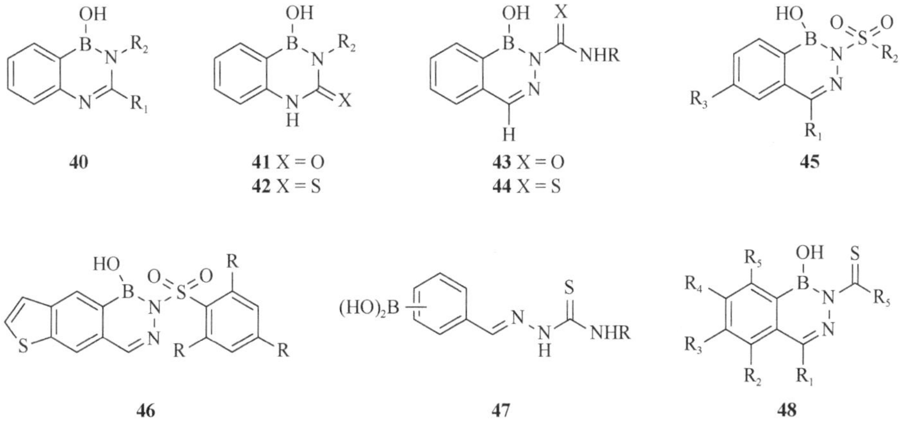

图2-9 苯并二氮杂硼烷化合物**40**～**48**的结构

第3节 抗疟硼药

疟疾是因感染疟原虫引发的疾病，通过疟蚊的叮咬传播。据估计，2019 年全球有 2.29 亿例临床病例，其中 40.9 万病患死亡，其中大部分是 5 岁以下儿童。疟疾通过疟原虫属的寄生虫传播，已知有 5 种疟原虫能够感染人类：恶性疟原虫、间日疟原虫、卵形疟原虫和诺氏疟原虫，其中恶性疟原虫和间日疟原虫感染是致命的。人类感染疟疾由雌性疟蚊在吸血过程中留下的孢子虫引起。这些孢子虫迁移到肝脏，进一步发育成裂殖体，并产生裂殖子，进入循环系统，感染红细胞，引发疟疾的典型症状。这些细胞中的一些裂殖子还会发育成用于无性生殖的滋养体，在某些情况下，还会发育成寄生虫用于有性生殖的配子母细胞，并进入血液循环中。当蚊子叮咬感染疟疾的人类时，它会食入配子母细胞，配子母细胞会进一步发育成为成熟的性细胞，即配子。在蚊子的胃中，雄性小配子进入雌性大配子，形成合子。合子侵入蚊子的中肠壁，在那里发育成卵囊。卵囊生长、破裂并释放孢子进入蚊子的唾液腺。然后，蚊子将孢子接种到新的人类宿主体内，开始新的生命周期。氯喹是使用最广泛的抗疟药之一，现已被青蒿素及其人工合成衍生物替代。因为青蒿素的半合成衍生物能够快速且彻底地消灭疟原虫，所以它们的成功研发是化学药物治疗疟疾的一个重大突破。世界卫生组织建议，致命的恶性疟原虫应采用青蒿素联合疗法进行治疗，即青蒿素与另外一种长效药物联合使用。然而，有关青蒿素疗效降低、寄生虫清除时间减少及疟原虫广泛耐药的报道表明，仍有必要研发新型抗疟药物。

早期研究发现，苯并氧杂硼类化合物具有抗真菌、抗细菌和抗炎症等功效，这类化合物被尝试用于治疗原生动物疾病，如疟疾、人类非洲锥虫病和美洲锥虫病。Zhang 等使用一系列含硼化合物对抗恶性疟原虫，全细胞筛选结果表明，化合物 **49**（AN3661，图 2-10）表现出较好的抗疟活性（IC_{50}：0.026 μmol/L）。接下来，他们设计了化合物 **49** 的一系列类似物，用于评估具有抗疟活性的药物结构特征，包括侧链长度、侧链上的官能团、侧链的位置及对苯并氧杂硼骨架的修饰（图 2-10）。结果表明，将氟原子、磷酸基团和异羟肟酸基团引入化合物 **49** 中，导致化合物抗疟活性大幅下降；另外，当除去苯并氧杂硼五元结构单元中的硼原子后，化合物的抗疟活性也会降低。

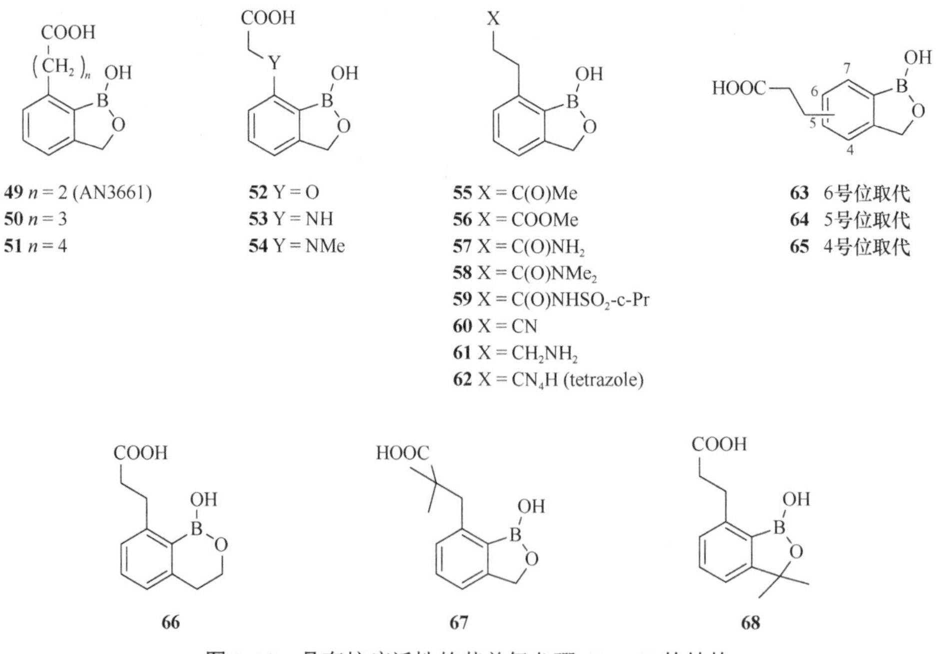

图 2-10 具有抗疟活性的苯并氧杂硼 **49**～**68** 的结构

2015年，研究者研发了一种新型苯并氧杂硼类抗疟化合物**69**（抗恶性疟原虫，IC_{50}：0.120 μmol/L）。通过改变6号位上的芳氧基团、修饰吡嗪环上的取代基和探讨侧链上酯基的作用进行了构效关系研究（图2-11）。另外，还研究了左侧芳香结构单元对抗疟活性的影响。当氮原子和氧原子处于邻位时，化合物**71**的抗疟活性没有提高；当氮原子和氧原子处于间位时，化合物**72**和**73**的抗疟活性有所增强。含有吡嗪结构单元的化合物**77**对恶性疟原虫W2系和3D7都表现出良好的药效（IC_{50}：恶性疟原虫W2，0.0014 μmol/L；恶性疟原虫3D7，0.0019 μmol/L）。为研究吡嗪环上取代基对抗疟活性的影响，合成了化合物**82**～**102**，但是，这些化合物的抗疟活性均比**77**弱。这表明，羧酸酯基团是抗疟药物中必不可少的结构单元。为进一步探究不同酯基对化合物抗疟活性的影响，合成了化合物**95**～**103**。结果表明，含有正丁酯基的化合物**98**表现出良好的抗疟活性（IC_{50}：恶性疟原虫W2，0.0002 μmol/L，恶性疟原虫3D7，0.0007 μmol/L）。在小鼠体内，化合物**77**对伯氏疟原虫表现出优异的疗效（ED_{90} 7.0 mg/kg）。但是，化合物**77**的代谢不稳定及药代动力学特性较差（半衰期短、生物利用率低），所以，仍需进一步优化。

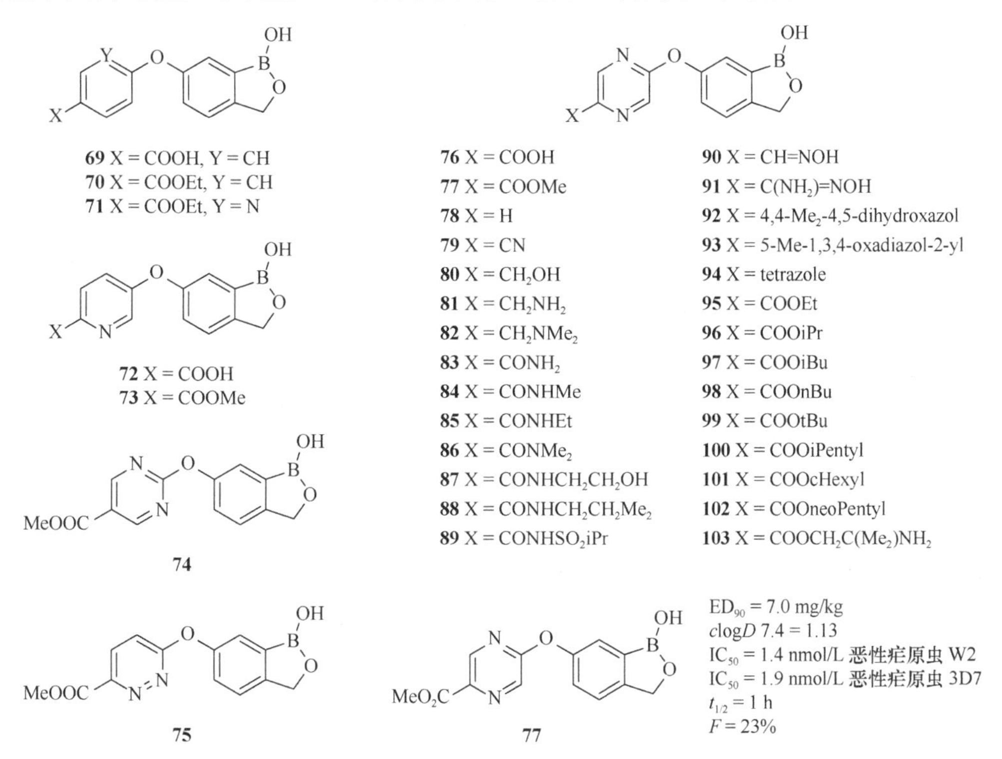

图2-11 化合物**69**～**103**的结构和化合物**77**的抗疟活性

为优化这类苯并氧杂硼衍生物的抗疟活性、稳定性和药代动力学性质，甲酰胺基团被引入化合物中。酰胺侧链中1′位被不同的单烷基取代后，得到的类似物对恶性疟原虫敏感系3D7具有抑制活性（0.031～1.99 μmol/L）。另外，*R*构型的异构体的抗疟活性比*S*构型的略高。在所有被筛选的化合物中，化合物**104**（AN13762，图2-12）作为先导化合物，其ED_{90}值为1.92 mg/kg。小鼠体内试验结果表明，与青蒿琥酯（青蒿素的水溶性注射剂）和氯喹类似，化合物**104**能够快速清除体内的恶性疟原虫。另外，化合物**104**还被用于测试抑制其他恶性疟原虫、评估体内寄生虫清除率（或在一个生命周期内化合物杀灭寄生虫的数量，PRR），以及初步的遗传毒性研究。体外抗恶性疟原虫PRR研究结果表明，化合物**104**对寄生虫的杀灭速率与青蒿素和氯喹基本相同。另外，化合物**104**还被用于测试其他11种耐药恶性疟原虫，并表现出良好的抗疟活性（IC_{50}：0.030～0.080 μmol/L），而且没有出现交叉耐药性。体内和体外的安全性试验表明，化合物**104**不会引起突变和染色体损伤。自2019年以来，化合物**104**已被用于临床前人体试验研究（MMV项目）。

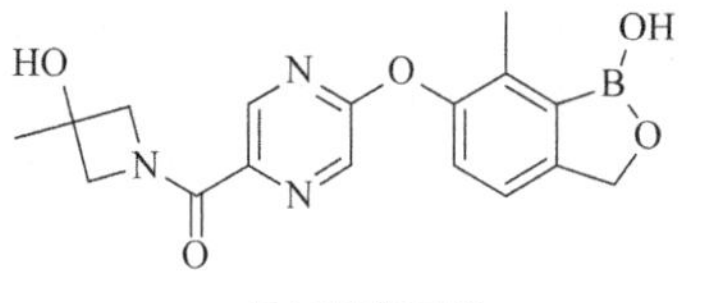

IC_{50} = 32 nmol/L (恶性疟原虫 W2)
43 nmol/L (恶性疟原虫 3D7)

ED_{90} = 0.85 mg/kg (感染恶性疟原虫小鼠)
1.92 mg/kg (感染恶性疟原虫小鼠)

104 (AN13762)

图 2-12 化合物 **104** 抗恶性疟原虫的体外活性

化合物 **104** 没有表现出交叉耐药性，这表明苯并氧杂硼类化合物的作用机制和耐药机制与氯喹及乙胺嘧啶不同。苯并氧杂硼类化合物中的硼原子能够与多种靶蛋白通过可逆共价键发生相互作用（图 2-1B）。他伐硼罗、依培硼罗（AN3365）和 **5**（AN3018）通过抑制细菌 LeuRS 的活性起到抗菌的作用。在寻找新型抗疟药的过程中，筛选了苯并氧杂硼类 LeuRS 抑制剂，研究其对多重耐药 W2 系恶性疟原虫的抗疟活性。小鼠体内试验结果表明，3-氨基甲基苯并氧杂硼 **105**（AN6426）和 **106**（AN8432）对伯氏疟原虫表现出抑制活性（ED_{90}：**105**，7.4 mg/kg；**106**，16.2 mg/kg；图 2-13A）。接下来，研究了化合物 **105** 和氯喹在寄生虫不同的发育阶段表现出的抑制作用。结果表明，它们对滋养体表现出明显的抑制作用。这种抑制作用会导致 LeuRS 编辑缺失，仅与外源性去甲缬氨酸（亮氨酸的非天然氨基酸类似物，由 LeuRS 酶提供给 tRNA）有关，而与 AN6426 耐药寄生虫无关（图 2-13B）。生物化学研究表明，化合物 **105** 和 **106** 对碳-14 标记的亮氨酸引起的剂量依赖性具有抑制作用，导致野生型蛋白质合成受阻。

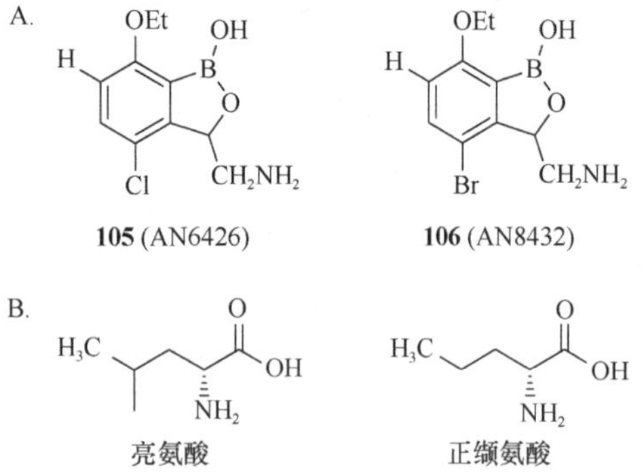

A.

105 (AN6426)　**106** (AN8432)

B.

亮氨酸　正缬氨酸

图 2-13 A. 化合物 **105**（AN6426）和 **106**（AN8432）的结构；B. 亮氨酸和正缬氨酸的结构

在筛选过程中，发现 3-（1-羟基-1,3-二氢-2,1-苯并氧杂硼-7-基）丙酸对耐药恶性疟原虫具有抑制作用。实验表明，该化合物经口服给药，能够有效治疗小鼠伯氏疟原虫（ED_{90}：0.34 mg/kg）和恶性疟原虫（ED_{90}：0.57 mg/kg）感染，并且对哺乳动物的细胞毒性最低。该化合物对早期至中期的寄生虫滋养体的抑制效果最佳。酶 CPSF-73 是一种含金属的 b-内酰胺酶，它的活性位点有两个锌离子。*Pf*CPSF3 是哺乳动物 CPSF-73 的疟原虫同系物。对接计算结果表明，*Pf*CPSF3 活性位点上的化合物末端的羧基占据了邻位磷酸的结合位点，处于 R290 和 Y252 的反位，分别与它们形成盐桥和氢键。带负电荷的四面体构型的氧杂硼基团位于切割点上的磷酸盐的位置，并于两个催化锌离子发生相互作用。在这些模型中，与 AN3661 发生相互作用的氨基酸的 *Pf*CPSF3 活性位点上发生了抗性突变（T406I，Y408S，T409A 和 D470N）。

第 4 节 被忽视的热带疾病治疗药物

一、锥 虫 病

人类非洲锥虫病（又称为非洲昏睡病）是在撒哈拉以南非洲发现的一种被忽视的热带疾病，因感染西非和中非特有的单细胞布氏冈比亚锥虫或东非和南部非洲发现的罗得西亚锥虫而发病，通过舌蝇叮咬传播给人类。该病对撒哈拉以南非洲的 36 个国家 5700 多万人口构成重大健康威胁。在吸取哺乳动物宿主的血液期间，受感染的舌蝇将“锥虫”（一种寄生鞭毛原生动物）注入皮肤组织。锥虫经淋巴系统进入血液（第一阶段，血液淋巴系统），然后转化为血液锥虫，再被运送到其他部位（第二阶段，中枢神经系统，脊髓液）。目前，喷他脒和苏拉明可用于治疗早期感染（第一阶段），美拉胂醇和依氟鸟氨酸用于晚期感染（第二阶段）。上述这些药物存在的共性问题是价格昂贵、毒性大、后期疗效差，以及潜在的耐药性，并且口服生物利用度较差。因此，十分必要研发价格低、疗效高、毒性小及具有较好口服生物利用度的非洲锥虫病治疗药物。

2010 年，加州大学旧金山分校桑德勒药物发现中心与制药公司合作，从 400 种胰蛋白酶体抑制剂中筛选出几种对布氏锥虫具有良好抑制作用的药物。构效关系初步研究结果表明，苯并氧杂硼的 6 号位有一个取代基至关重要（图 2-14A）。当移除化合物中的氧杂硼结构单元或用碳原子取代硼原子后，将导致所得化合物活性下降（IC_{50} ＞ 10 μg/mL）或完全丧失活性，所以，氧杂硼结构单元对于化合物具有抑制胰蛋白酶体活性的功能是至关重要的（图 2-14B）。氧杂硼结构单元中的氧原子和 6 位碳原子之间的距离显著影响化合物对胰蛋白酶体的抑制活性（磺胺：O-C 距离为 3.52 Å，IC_{50} 0.02 μg/mL。亚砜：O-C 距离 2.38 Å，IC_{50} 0.17 μg/mL）。当连接体“L”为酰胺基团时，化合物表现出良好的抑制活性。因此，“L”为磺酰胺基团的化合物 **112** 和酰胺基团的化合物 **113** 对胰蛋白酶体的抑制活性最高（IC_{50}：**112**，0.02 μg/mL；**113**，0.04 μg/mL；图 2-14C）。小鼠体内试验表明，连接体“L”为砜基团时，化合物 **111** 在布氏锥虫感染初期的治疗效果最佳，当用量为 20 mg/kg 时，患病小鼠能够被完全治愈，但当连接体“L”为磺酰胺基团时，化合物 **111** 表现出严重的细胞毒性（3.48 μg/μL）。通过结构修饰，合成了两个新的先导化合物 **114**（AN3520）和 **115**（SCYX-6759）。它们具有渗透性高、体外代谢稳定（小鼠 S9 代谢 $t_{1/2}$ ＞ 350min）和快速杀灭布氏锥虫的活性。药代动力学分析表明，化合物 **114** 和 **115** 对于多个物种具有口服生物利用度，并且能够以足够的浓度通过血脑屏障，从而治愈患有非洲锥虫病（第二阶段）的小鼠，但是尚无证据表明化合物 **114** 和 **115** 与 P-糖蛋白转运蛋白存在相互作用。当连续 4 天以 2.5～10 mg/kg 的标准口服给药后，化合物 **114** 和 **115** 能够治愈感染锥虫病的小鼠（第一阶段）。代谢研究和药代动力学研究表明，化合物 **114** 和 **115** 的药物清除率在包括非人类灵长类动物在内的几个物种的体内都较低。

A.

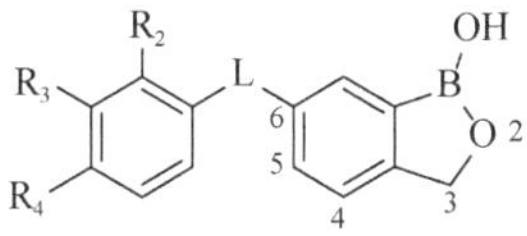

L = S, S(O), SO_2, CO, CH(OH), O,
CH_2O, CH_2NH, $CH_2N(CH_3)$,
C(O)NH-, $CON(CH_3)$, NHC(O),
NHC(O)O-, SO_2NH, NH, CH_2

R = H, 卤原子, 烷基, 硝基, OMe, NH_2, NHCO(Me), COOMe

布氏锥虫 IC_{50}: 0.02～1.65 μg/mL

细胞毒性 L929[a] IC_{50}: > 10 μg/mL

B.

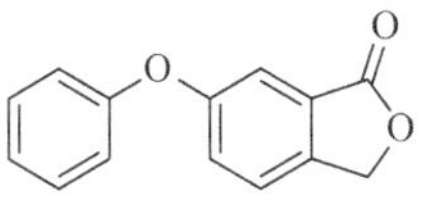

107
布氏锥虫 IC_{50}: > 10 μg/mL

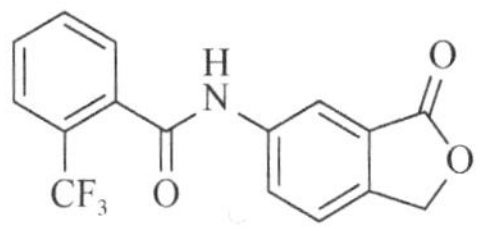

108 (SCYX-9296)
无活性 (> 30 μg/mL)

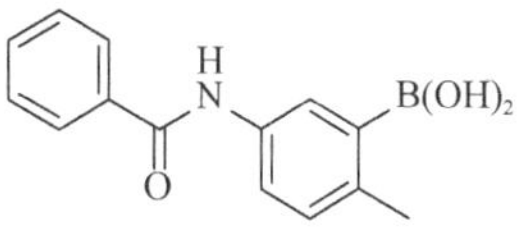

109
无活性 (> 30 μg/mL)

C.

含硫化合物

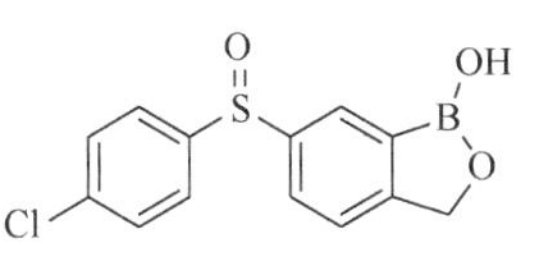

110 (AN2920)
布氏锥虫 IC_{50}: 0.12 μg/mL
细胞毒性 L929 IC_{50}: 8.87 μg/mL

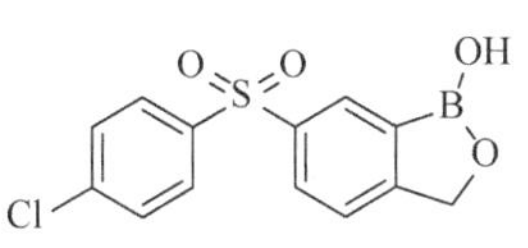

111
布氏锥虫 IC_{50}: 0.16 μg/mL
细胞毒性 L929 IC_{50}: > 10 μg/mL

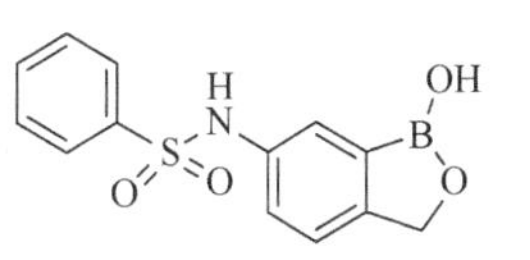

112
布氏锥虫 IC_{50}: 0.02 μg/mL
细胞毒性 L929 IC_{50}: 3.48 μg/mL

含氮化合物

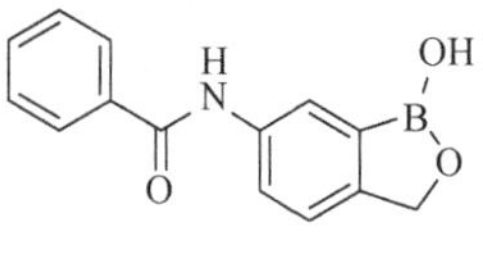

113
布氏锥虫 IC_{50}: 0.04 μg/mL
细胞毒性 L929 IC_{50}: > 10 μg/mL
小鼠肠代谢 $t_{1/2}$: 29 min

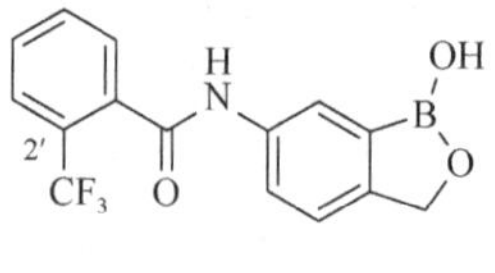

114 (AN3520)
布氏锥虫 IC_{50}: 0.04 μg/mL
细胞毒性 L929 IC_{50}: 3.77 μg/mL
小鼠肠代谢 $t_{1/2}$: 350 min

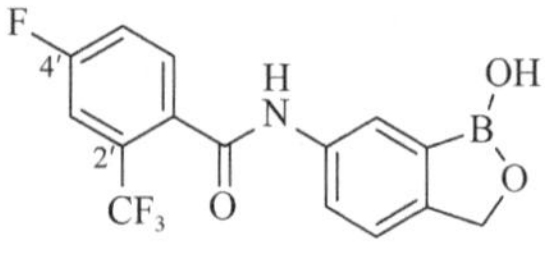

115 (SCYX-6759)
布氏锥虫 IC_{50}: 0.05 μg/mL
细胞毒性 L929 IC_{50}: > 10 μg/mL
小鼠肠代谢 $t_{1/2}$: 350 min

图 2-14 A. 苯并氧杂硼 6 号位的主要连接体“L”; B. 化合物 **107**～**109** 的结构及其抗锥虫活性; C. 化合物 **110**～**115** 的结构及其抗锥虫活性

通过对磺酰胺化合物 **112** 连接体“L”的进一步修饰，布氏锥虫全细胞实验结果表明，在保证抑制活性的同时其细胞毒性有所下降 [小鼠肺纤维母细胞（L929），IC_{50} > 10 μg/mL]。在苯并氧杂硼的 3 号位引入一个甲基基团，得到的化合物 **116** 对胰蛋白酶体仍具有抑制作用，但是，其细胞毒性显著增强。当向苯并氧杂硼的 3 号位引入两个甲基基团后，得到的化合物 **117** 和 **118** 既保留了对胰蛋白酶体的抑制活性，又不具有细胞毒性（图 2-15）。当寄生虫孵化后，在 72h 内使用化合物 **118**，对布氏罗得西亚锥虫和布氏冈比亚锥虫的抑制活性有所提高（从 0.07 μg/mL 到 0.37 μg/mL）。通过小鼠体内试验测试化合物 **118** 对急性和慢性非洲锥虫病的治疗效果。化合物 **118** 既可通过口服给药又可通过静脉注射给药，它都能够高效通过血脑屏障。在Ⅰ期临床试验中，对 128 名撒哈拉以南的健康志愿者采用单次口服递增剂量的方法给药，评估了化合物 **118** 的安全性、耐受性、药代动力学和药效动力学性质。单次安全给药剂量为 960 mg，一次 3 片。由于化合物 **118** 的半衰期超过 300 min，为确保完成健康志愿者的安全监测，该研究延长至 210 天。基于上述实验结果，被忽略疾病药物研发组织（DNDi）与其合作伙伴继续推进Ⅱ期和Ⅲ期临床试验，研究化合物 **118** 在单剂量口服给药治疗非洲锥虫病过程中的安全性。

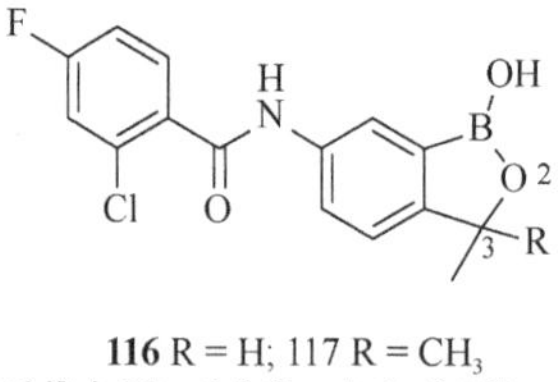

116 R = H; 117 R = CH_3
布氏锥虫 IC_{50}: 0.043 μg/mL; 0.282 μg/mL
细胞毒性 L929 IC_{50} : 2 μg/mL (**116**); > 10 μg/mL (**117**)
小鼠肠代谢 $t_{1/2}$: > 350 min

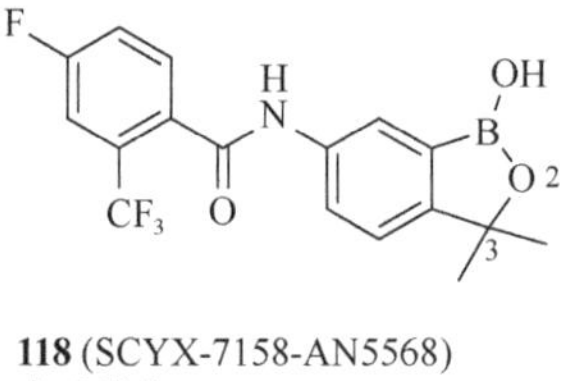

118 (SCYX-7158-AN5568)
布氏锥虫 IC_{50}: 0.292 μg/mL
细胞毒性 L929 IC_{50}: > 10 μg/mL
小鼠肠代谢 $t_{1/2}$: > 350 min

图 2-15 化合物 **116**～**118** 的结构及其抗锥虫活性

苯基苯乙烯酮（又称查耳酮）作为抗癌药物和抗原虫药物的基本结构单元而备受关注。早期研究发现，查耳酮类化合物能够抑制布氏锥虫和克氏锥虫的生长，研究者们合成了一系列含有查耳酮结构单元的苯并氧杂硼类化合物，并研究了其对锥虫生长的抑制作用。其中，化合物 **119**（4-NH_2）和 **120**（3-OMe）对布氏锥虫具有良好的抑制作用（IC_{50}：**119**，0.024 μg/mL；**120**，0.022 μg/mL），并且细胞毒性较低（L929 细胞，IC_{50} > 10 μg/mL），但是化合物 **121**（4-NH_2-3-OMe）却表现出显著的细胞毒性（L929 细胞，IC_{50}：1.45 μg/mL）。6-吡咯苯并氧杂硼类化合物是一类新型高效抗锥虫剂。化合物 **122**、**123** 和 **124** 的抗锥虫活性范围是 0.03～4.02 μg/mL。体外试验结果表明，这三个化合物对布氏锥虫表现出良好的抑制活性（IC_{50}：**122**，0.09 μg/mL；**123**，0.03 μg/mL；**124**，0.07 μg/mL）和较低的细胞毒性（其中，L929 细胞，**122** 和 **124** 的 IC_{50} > 10 μg/mL）。小鼠体内试验表明，它们能够完全清除体内的寄生虫，从而治愈寄生虫急性感染（图 2-16）。同时，还合成了含有肉桂酰结构单元的苯并氧杂硼化合物，并测试了它们对布氏锥虫胰蛋白酶体的抑制活性。体外试验结果表明，化合物 **125** 具有抑制活性（IC_{50}：0.086 μmol/L），并且对海拉细胞系没有细胞毒性。

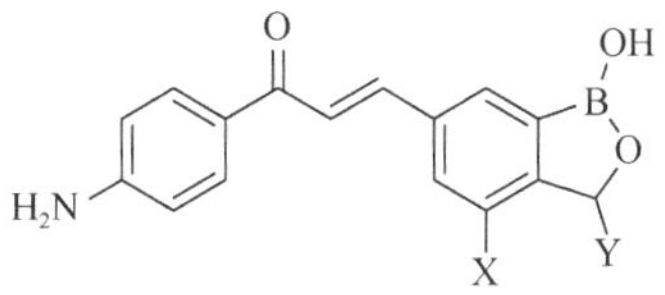

119 X = NH_2; Y = H
120 X = H; Y = OCH_3
121 X = NH_2; Y = OCH_3

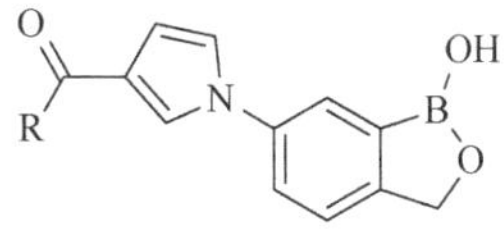

122 R = Ph
123 R = 4-NH_2Ph
124 R = 2-Me-thiophen-2-yl

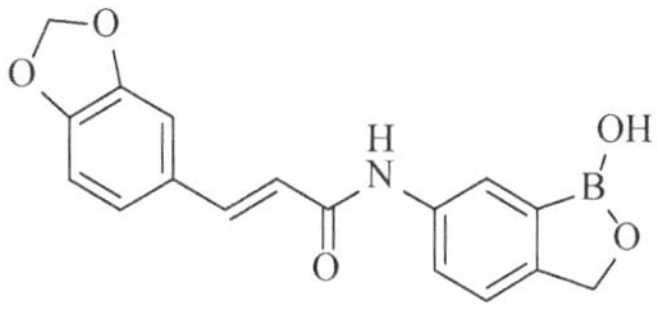

125

图 2-16 苯并氧杂硼衍生物 **119**～**125** 的结构

如前所述，目前尚处于临床研究阶段的他伐硼罗（图 2-1C）通过抑制真菌 LeuRS 的活性实现抗真菌的作用。受此启发，向苯并氧杂硼中引入酯基，合成了化合物 **126** 和 **127**，其中，**127** 的活性比 **126** 的高出 4 倍（*Tbb*LeuRS IC_{50}：**126**，16.7 μmol/L；**127**，3.5 μmol/L；图 2-17）。在保证抑制活性的前提下，化合物 **128** 和 **129** 被用于验证这类化合物体内的稳定性。在羰基的 a 位引入甲基或乙基基团能够显著提高其抑制活性（化合物 **130**、**131**、**132** 和 **133** 的 *Tbb*LeuRS IC_{50} 分别为 2.5 μmol/L、2.9 μmol/L、3.8 μmol/L 和 5 μmol/L）。化合物 **127** 的对接模拟结果表明，它的羰基与 Arg289 之间形成了氢键。这个区域很小，并且是疏水的，内部有非极性氨基酸的残基（Pro398、Ala443、Ile468 和 Ala464），这与化合物 **127** 末端的乙基十分匹配。化合物 **127** 的对接模拟结果还表明，酯基碳附近还有多余的空间。这些 *Tbb*LeuRS 抑制剂对血液中的布氏锥虫具有良好的抑制作用（IC_{50}：0.37～12.93 μmol/L）。尽管这些取代酮类化合物对酶表现出类似的抑制活性，但是二甲基酮类化合物 **133** 的活性比单甲基取代的类似物活性更高（布氏锥虫 IC_{50}：0.37 μmol/L）。

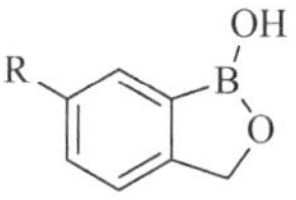

R = 烷基，酮，烷基酯

126 **127** 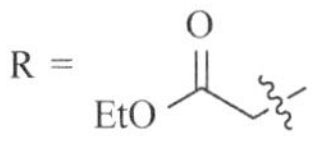 **128** 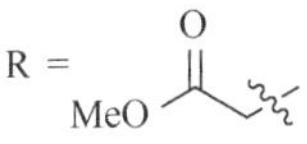 **129**

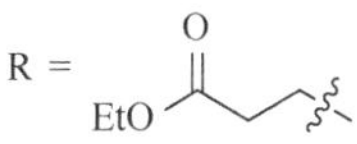

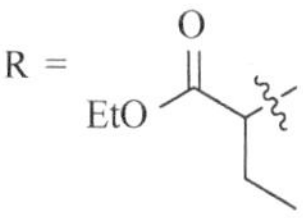

130 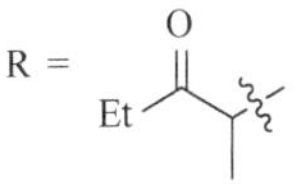 **131** 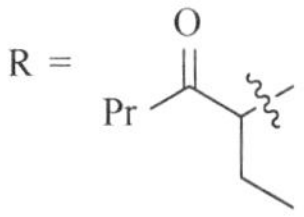 **132** 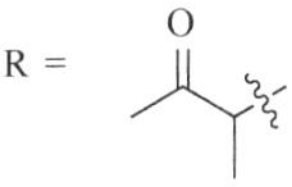 **133**

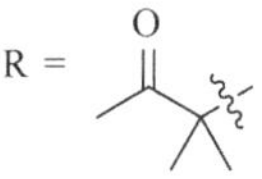

图 2-17 苯并氧杂硼 **126**～**133** 的结构

二、利什曼病

利什曼病是一种由至少 20 种利什曼原虫属动物引起的媒介传播寄生虫病，主要有以下三种临诊型：内脏利什曼炎（VL）、皮肤型利什曼病（CL）和皮肤黏膜利什曼病。该病每年有 70 万至 100 万新增感染病例。当被感染的雌性沙蝇叮咬人或动物的皮肤时，利什曼原虫的前鞭毛体（原虫寄生虫）被注入新的宿主体内。进入皮肤后，前鞭毛体就会被吞噬细胞吞噬，接着，寄生虫会分化成专性胞内无鞭毛体，然后，这些寄生虫进行复制并侵入寄主的其他部位。这一循环将持续到另外一个沙蝇叮咬被感染的个体，在叮咬过程中携带了一些鞭毛体。由于缺乏有效的疫苗，五价锑剂和两性霉素 B 等化学药物作为控制疾病的主要手段。然而，它们不能通过口服给药，具有肾毒性，并且已发现内脏利什曼病的耐药性增强。在过去几十年中，一线口服药灭特复星的疗效迅速下降，导致利什曼病复发率升高。世界卫生组织将利什曼病列为被忽视的热带疾病之一，并提倡研发新型、高效、安全和廉价的药物。

在新药筛选过程中，杜氏利什曼原虫的亮氨酸 tRNA 合成酶（*Ld*LRS）被选作利什曼原虫的药物靶标。这种酶对该病原微生物的生存能力有着重要作用，是体外生存不可或缺的。他伐硼罗（图 2-1C）在体外和 BALB/c 小鼠体内对利什曼原虫的前鞭毛体和无鞭毛体均表现出抑制活性。另外，他伐硼罗对重组 *Ld*LRS 的氨基酰化活性具有抑制作用 [IC_{50}：（0.83±0.2）μmol/L]，并且对哺乳动物的细胞毒性较低。近来，原生动物的碳酸酐酶类被选作细菌、真菌和原生动物药物的新靶点。将 6 位取代的脲基或硫脲基苯并氧杂硼用于抑制从两种致病性原生动物（杜氏利什曼原虫和枯氏锥虫）提取的碳酸酐酶的活性（图 2-18），乙酰唑胺和他伐硼罗作为标准对照。微摩尔当量的脲基（**134**）和硫脲基（**135**）苯并氧杂硼对原生动物表现出抑制活性，其中，化合物 **134** 的抑制活性最高（抑制常数 K_i=0.48 μmol/L），化合物 **135** 对利什曼原虫的碳酸酐酶的抑制选择性要高出 110 倍。化合物 **136** 和 **137** 对恶性疟原虫、布氏锥虫、克氏锥虫和杜氏利什曼原虫表现出抑制活性，所以，将它们作为治疗利什曼病的新型先导化合物。体内试验结果表明，化合物 136 经局部使用后能够抑制病灶生长，化合物 **137** 经口服给药后能够减小病灶区域。

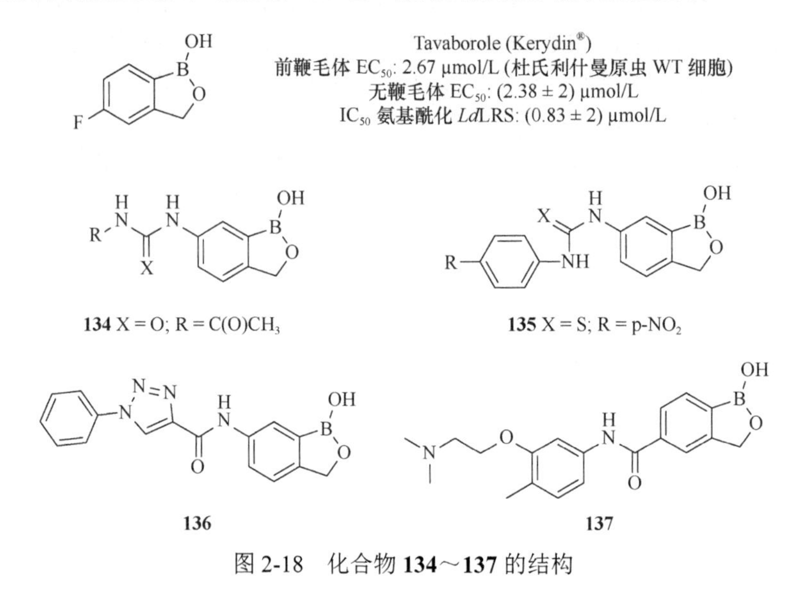

图 2-18 化合物 **134**～**137** 的结构

三、盘尾丝虫病和淋巴丝虫病

盘尾丝虫病（又称河盲症）是一种因盘尾丝虫感染引起的寄生虫病，通过被感染的墨蚊反复叮咬传播给人类。主要症状：重度瘙痒、皮肤损伤和视力损伤（如永久性失明）。99% 以上的感染者分布在非洲国家。淋巴丝虫病（俗称象皮病）因感染寄生线虫（包括班氏丝虫、马来布鲁线虫和帝汶丝虫）而引起。淋巴丝虫病会损害淋巴系统，并导致身体部位异常肿大、疼痛、重度残疾和社会耻辱感。全球 72 个国家的近 1.2 亿人仍然受到淋巴丝虫病的威胁，他们需要预防性的化学药物来阻止这种疾病的传播。截短侧耳素及其衍生物通过与核糖体的肽基转移中心结合，从而抑制细菌体内蛋白质合成，最终实现抗菌作用。雅各布斯（Jacobs）等通过修饰截短侧耳素的核心结构单元（6 位的氧原子、氮原子和连接体，图 2-19A），合成了具有抗菌活性的苯并氧杂硼类似物（boron-pleuromutilins）。体外试验结果表明，含有苯并氧杂硼结构单元的截短侧耳素（化合物 **138**、**139**、**140** 和 **141**）对班氏丝虫的抑制活性增强。体外试验（吸收、分布、代谢和排泄）和体内药代动力学研究结果表明，化合物 **141**（AN11251）作为先导化合物在体外对班氏丝虫表现出良好的抑制活性。经口服给药后，该化合物能够有效清除小鼠体内的班氏丝虫。上述试验结果表明，化合物 **141** 的单独使用或者与已知的班氏丝虫抑制剂联合使用，用于治疗盘尾丝虫病或淋巴丝虫病的可能性值得评估。另外，氧杂硼类化合物 **142** 和 **143** 对马来布鲁线虫也具有一定的抑制作用（图 2-19B）。

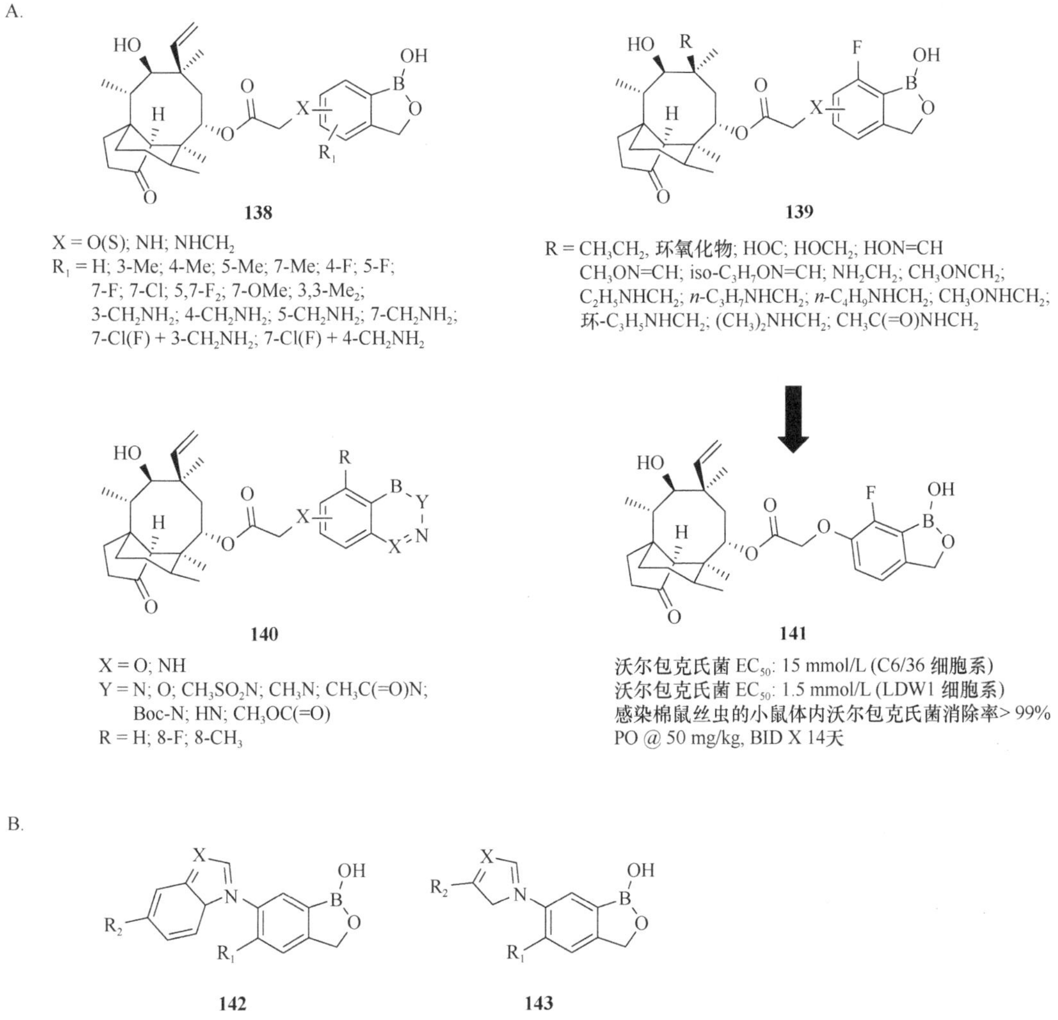

A.

138

X = O(S); NH; $NHCH_2$
R_1 = H; 3-Me; 4-Me; 5-Me; 7-Me; 4-F; 5-F;
7-F; 7-Cl; 5,7-F_2; 7-OMe; 3,3-Me_2;
3-CH_2NH_2; 4-CH_2NH_2; 5-CH_2NH_2; 7-CH_2NH_2;
7-Cl(F) + 3-CH_2NH_2; 7-Cl(F) + 4-CH_2NH_2

139

R = CH_3CH_2, 环氧化物; HOC; $HOCH_2$; HON=CH
CH_3ON=CH; iso-C_3H_7ON=CH; NH_2CH_2; CH_3ONCH_2;
$C_2H_5NHCH_2$; *n*-$C_3H_7NHCH_2$; *n*-$C_4H_9NHCH_2$; CH_3ONHCH_2;
环-$C_3H_5NHCH_2$; $(CH_3)_2NHCH_2$; CH_3C(=O)$NHCH_2$

140

X = O; NH
Y = N; O; CH_3SO_2N; CH_3N; CH_3C(=O)N;
Boc-N; HN; CH_3OC(=O)
R = H; 8-F; 8-CH_3

141

沃尔包克氏菌 EC_{50}: 15 mmol/L (C6/36 细胞系)
沃尔包克氏菌 EC_{50}: 1.5 mmol/L (LDW1 细胞系)
感染棉鼠丝虫的小鼠体内沃尔包克氏菌消除率> 99%
PO @ 50 mg/kg, BID X 14天

B.

142　　**143**

图 2-19　A. 化合物 **138**～**141** 的结构及其抗锥虫活性；B. 化合物 **142**、**143** 的结构

第 5 节　隐孢子虫病和弓形虫病治疗药物

隐孢子虫病是因感染微小隐孢子虫物种引起的寄生虫病，微小隐孢子虫是属于端复分亚门的原虫寄生虫。隐孢子虫病在发展中国家发病率较高。弓形虫病是因感染弓形虫引起的寄生虫病。这种寄生虫有两个不同的生存期，其中，生殖周期仅发生在猫身上，而最终宿主和无性生殖周期发生在其他哺乳动物及人类身上。在人类宿主体内，寄生虫形成组织囊肿，常见于骨骼肌、心肌、大脑和眼睛；这些囊肿可能会存在于宿主的整个生命周期中。尽管隐孢子虫病和弓形虫病十分严重，但针对这些病原体的新药研发力度有限。如前所述，氨酰 tRNA 合成酶在蛋白质合成中有着重要作用，所以，它们是抗寄生虫药物设计的适宜的靶标。通过这个策略设计的许多苯并氧杂硼化合物被选中用于测试治疗隐孢子虫病，从而发现新的潜在药物。

化合物 **105**（AN6426）和 **106**（AN8432）对微小隐孢子虫具有抑制活性（IC_{50}：**105**，2.2 μmol/L；**106**，6.8 μmol/L）。这两个化合物的活性与硝唑尼特类似，使用硝唑尼特是当前治疗隐孢子虫病的标准疗法。据报道，体外试验及化合物 **105** 与隐孢子虫亮氨酸 tRNA 合成酶的结晶试验结果表明，化合物 **105** 与 AMP 的加合物与编辑位点的结合力要高于转移后编辑底物（图 2-20）。在亮氨酸 tRNA 合成酶的编辑过程中，化合物 **105** 形成了稳定的共价加合物，这可能阻断了氨基酰化反应。这与化合物 **105** 通过与亮氨酸 tRNA 合成酶形成共价加合物，从而抑制隐孢子虫和弓形虫体内的蛋白质合成的机制相同。综上所述，以孢子虫为靶点的苯并氧杂硼类药物仍值得深入研究。

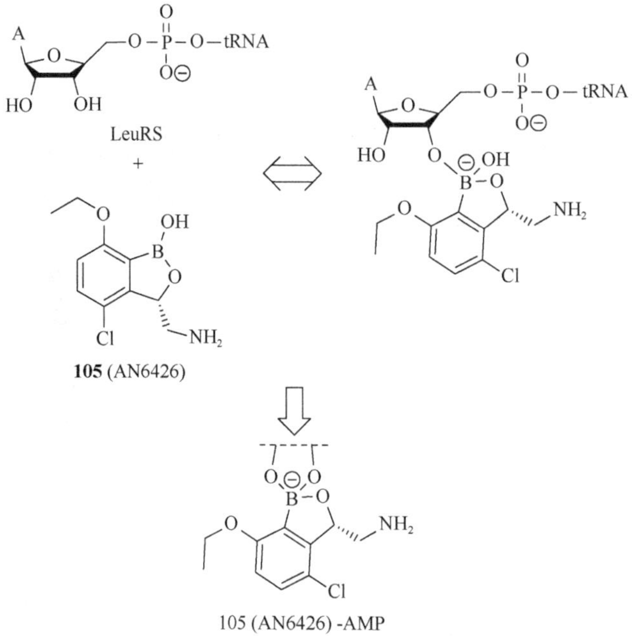

A O O—P—O—tRNA O O⊖ HO OH

LeuRS

+

O OH B O Cl NH_2

105 (AN6426)

A O O—P—O—tRNA O O⊖ HO O ⊖ OH B—O O NH_2 Cl

O ⊖ O B—O O NH_2 Cl

105 (AN6426) -AMP

图 2-20　AN6426-腺苷加合物的形成

（毛麓嘉　宋　芸　付　艳）

第 3 章 硼药递送系统和硼中子俘获治疗

第1节 含硼纳米药物递送系统

在过去十年中，有关如何提高药物递送效率的研究备受关注。主要原因如下：一是为了提高现有临床药物的功效；二是新药研发的难度逐年增加。硼酸分子中的—$B(OH)_2$ 结构单元，既能作为刺激响应基团，又能作为靶向配体，这类结构单元常被引入用于靶向药物递送的聚合物分子中。因此，硼酸化学在生物医药领域有着广泛应用。硼酸不仅能够与多种疾病的化学标志物发生反应，如活性氧（reactive oxygen species，ROS）、三磷酸腺苷（adenosine triphosphate，ATP）、葡萄糖及与唾液酸等二元醇发生络合作用等，它还能对 pH 变化产生响应。这类刺激响应型药物递送系统优化了基于理论设计和精确分子工程的治疗方法。在设计含有硼酸结构单元的材料时，要重点考虑硼酸独特的化学性质，如硼原子中未被电子占据的 2p 轨道，硼酸的几何构型，以及硼酸的 pK_a 等。与羧酸能够提供质子的性质不同，硼酸主要被用作路易斯酸。在水溶液中，含有硼酸结构单元的聚合物分子的疏水形式（平面三角形）与亲水形式（四面体）之间存在动态平衡，可以相互转化。通常，硼酸的 pK_a 在 8～10，不在生理环境的 pH 范围内，大多数研究致力于将硼酸结构单元引入材料的分子结构中，同时保证在生理环境的 pH 范围内，这类材料仍然具有活性。迄今为止，硼酸结构单元被引入大量材料分子中，形成的新型材料分子可用于自组装形成小分子胶束，自组装形成聚合物胶团，或者形成高分子水凝胶等。大多数生物分子中含有双羟基或多羟基结构单元，与硼酸结构类似，含有硼酸结构单元的材料在生物医药领域具有良好的应用前景，如癌症、糖尿病、肥胖症和细菌感染的治疗等。另外，体外和体内试验均表明，含有硼酸或硼酸酯结构单元的材料具有良好的安全性，是理想的响应性药物递送系统，并具有良好的临床转化前景。

本节将重点阐述硼酸在生物医药领域的应用。首先，讨论硼酸化学及在设计含有硼酸结构单元的材料时需要考虑的问题。其次，本节总结了硼酸化学在纳米药物递送系统中的应用，如将硼酸结构单元作为刺激响应基团或者靶向配体。最后，本节讨论了硼酸在生物材料中应用的局限性。

一、概　　述

含有硼酸结构单元的化合物性质多样，这类化合物在生物医药领域尤其是聚合物纳米药物递送系统领域广泛应用。与传统药物相比，聚合物纳米药物递送系统的优势：①药物在血液中驻留时间长；②便于表面修饰；③能够靶向给药。为提高聚合物纳米药物递送系统在作用位点的浓度，主要有以下两种策略：①提高药物递送系统与作用位点的亲和力；②利用病理标志物来调控药物的释放，如 pH 下降，过度表达的活性氧物种，特定蛋白质或糖类。由于硼酸独特的化学性质，这类化合物能够同时满足上述需求。

作为路易斯酸，硼酸的化学性质主要由与硼原子相连的基团决定。在氧化剂（过氧化氢）的作用下，硼酸中的碳—硼键会发生断裂，然而硼—氧键却表现出良好的稳定性。在中性环境中，硼酸中的硼原子采取 sp^2 杂化，其几何构型为平面三角形；硼原子与一个烷基或芳基中的碳原子形成碳—硼键，与另外两个羟基形成硼—氧键；最终，硼酸中的硼原子具有 6 个价电子（图 3-1，左上）。在水溶液中，硼酸（或含有硼酸结构单元的聚合物）的疏水形式可以与氢氧根发生络合作用，可逆形成其亲水形式，这两种形式在水溶中形成动态平衡（图 3-1，右上）。当外界 pH 高于硼酸的 pK_a 时，硼酸会发生酯化反应；当外界 pH 低于硼酸的 pK_a 时，酯化反应逆向进行，硼

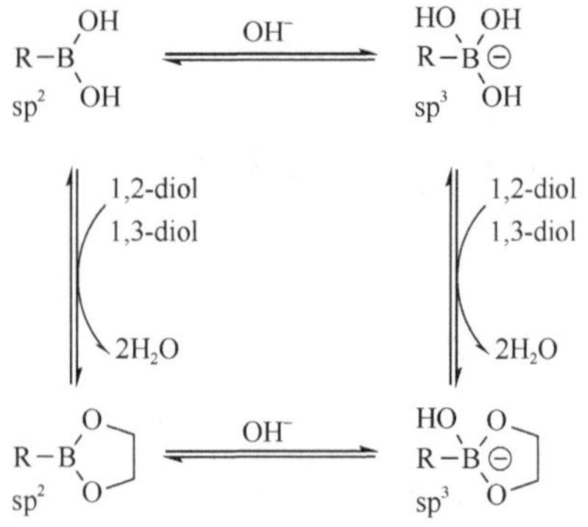

图 3-1 硼酸的疏水形式和亲水形式之间的动态平衡

酸酯会发生水解。硼酸可以与顺式 1,2-二醇或顺式 1,3-二醇发生可逆反应，生成硼酸酯，所以，它可以作为 pH 或二醇的响应材料，与葡萄糖或三磷酸腺苷反应。根据上述性质，含有硼酸结构单元的材料还能够用作靶向药物。但是，硼酸的 pK_a 一般在 8～10，超出了正常的生理 pH 范围，所以，多数研究正致力于将硼酸结构单元引入到材料的分子中，同时保证这类材料在生理环境的 pH 范围内，仍然具有活性。

硼酸与过氧化氢或亚硝酸盐（$ONOO^-$）的反应是定量反应，并且具有专一性（图 3-2）。首先，活性氧作为亲核试剂与硼原子发生配位作用；经单电子重排后，B—R 键发生断裂。其中，苯硼酸结构单元常被引入到活性氧响应聚合物中，以便实现其快速释放。在反应过程中，由于发生醌甲基重排，连接苯基和硼原子的碳—硼键发生断裂。为提高药物递送效率，阿尔穆塔伊里（Almutairi）等将苯硼酸酯结构单元引入多种聚合物和纳米粒子中。另外，由于苯硼酸酯结构单元与过氧化氢以 1∶1 的当量发生反应，这类化合物还具有一定的抗炎功能。

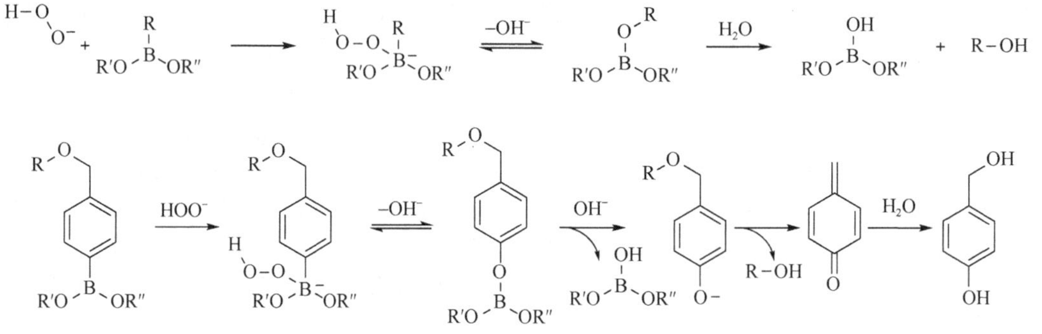

图 3-2 硼酸/苯硼酸与过氧化氢反应的机制

二、活性氧响应功能

活性氧是一类性质活泼的化学物质，如羟基自由基（·OH），过氧化氢（H_2O_2）和超氧阴离子自由基（·O^-）。这类物质是氧气在体内参与新陈代谢过程中的副产物，对细胞信号传递和维持生物体内环境稳定具有重要作用。活性氧化学性质活泼，炎症和癌症会引起它的过度表达，导致组织损伤。活性氧与药物递送系统的反应能够改变其亲水性，既能用于降解聚合物，又能用于药物释放。

（一）改变药物递送系统的亲水性

在改变药物递送系统亲水性的过程中，溶解性的改变会阻止小分子进一步聚合。大多数聚合药物递送系统将疏水药物封装在其疏水的内核中，这还有助于药物递送系统形成运输编队。通过外部刺激调控聚合物的疏水性，能够直接控制药物递送系统的分解和药物的释放。布罗德（Broader）等通过 4-羟甲基苯硼酸频哪醇酯与葡聚糖的反应，修饰葡聚糖分子中的羟基，合成了疏水葡聚糖（Oxi-Dex，图 3-3）。当疏水葡聚糖与 1 mmol/L 过氧化氢反应后，90% 的疏水葡聚糖分子会发生降解反应，生成亲水葡聚糖。Almutairi 等根据这个反应设计了活性氧响应的药物控释系统，并开展了体外和体内试验。他们将含有硼酸结构单元同时具有活性氧响应功能的葡聚糖分子和 pH 响应功能的缩醛化的葡聚糖分子相结合，设计成为一款分子成像探针，这种探针可以识别发炎的区域，在注射 3h 后，其靶本底比值仍高达 22。该技术能够用于肿瘤、关节炎和手足炎症的成像。与结构影像技术相比，疾病的生化变化过程的可视化能够实现精确的早期诊断，这对临床诊断非常重要。张建祥等进行了一系列实验，研究了不同苯硼酸酯与 β 环糊精结合能力的差异。通过改变苯硼酸频哪醇酯与 β 环糊精的投料比例，合成了多种苯硼酸酯与 β 环糊精的偶联产物，这些偶联产物与过氧化氢反应的活性和水解速率都不相同。结果表明，与过氧化氢反应速率最慢，并且消耗过氧化氢最少的是一种含有酯基的苯硼酸酯。另外，体外和体内试验结果表明，上述这些材料具有良好的安全性，证明了含有硼酸结构单元的药物递送系统具有良好的临床应用前景。

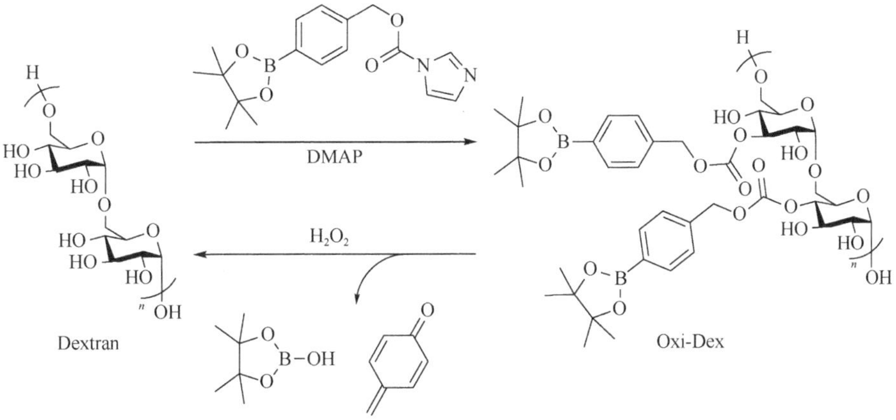

图 3-3 疏水葡聚糖（Oxi-Dex）的合成和降解

（二）诱导聚合物降解

具有活性氧响应功能的聚合物的分解能够有效控制药物的释放。过氧化氢氧化苯硼酸酯的过程中，经历亚甲基醌重排，生成苯酚，最终导致聚合物发生降解。Almutairi 等以苯硼酸酯为原料，合成了首个具有活性氧响应功能的聚合物（图 3-4）。上述聚合物与 50 μmol/L 过氧化氢反应后，可释放所携带的 60% 的荧光染料（尼罗红，一种疏水性荧光染料，当尼罗红与上述聚合物结合后会发生荧光猝灭）。上述反应不仅能应用于药物递送，还可应用于荧光成像。

另外，苯硼酸酯可用于脂肪族多聚碳酸盐的结构修饰。为了提高这类材料的释放速率，Almutairi 等设计了具有活性氧响应功能的聚合物，该聚合物既含有苯硼酸酯结构，又含有缩酮结构，通过化学放大的方法提高聚合物的降解速率（图 3-5）。聚合物分子骨架中的苯硼酸酯结构单元将首先与活性氧发生反应，释放出一个羧酸盐基团；然后，这个羧酸盐基团加速了聚合物分子骨架中缩酮的水解。与之前报道的含有缩酮结构的具有活性氧响应功能的聚合物相比，该聚合物的降解速率提高了 17 倍。将这个聚合物制备成具有活性氧响应功能的纳米药物载体，在 10 mmol/L 过氧化氢中，负载的药物在 9h 内能够完全释放。这个药物递送系统证明了苯硼酸酯结构单元在提高聚合物降解速率和对过氧化氢的特异性识别方面起到关键作用。

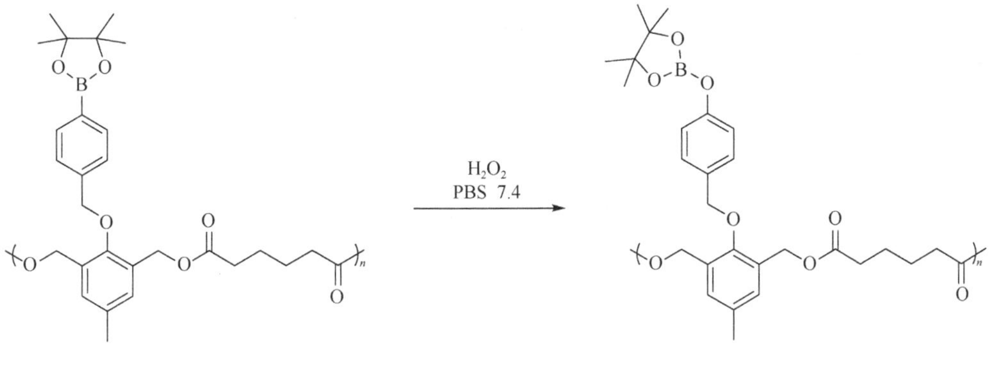

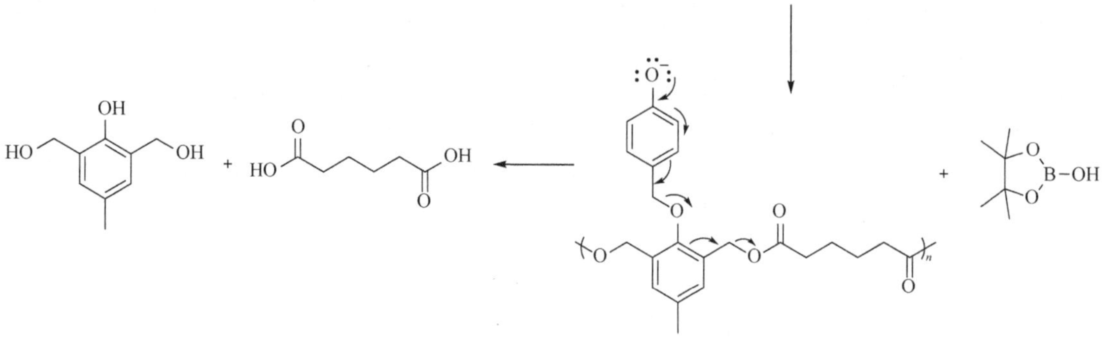

图 3-4 与过氧化氢反应的解聚机制

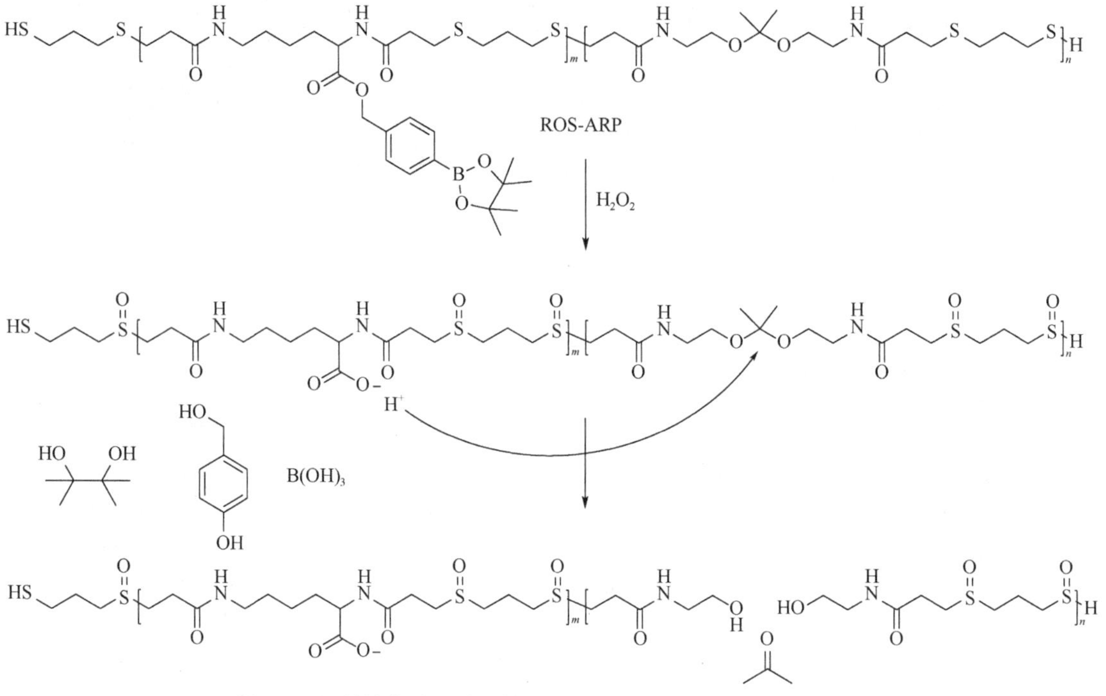

图 3-5 化学放大法导致活性氧响应的聚合物 ROS-ARP 的解聚

（三）药物连接体

将硼酸与蛋白质的活性位点连接，合成了具有活性氧响应功能的蛋白质前药，实现了可控药物递送。含有硼酸结构单元的核糖核酸酶 A（RNase A）或血管生成素与过氧化氢反应后，蛋白质活性得以恢复。利用该方法还能将药物与聚合物通过硼酸酯键连接起来。李子臣等将消炎药萘普生（naproxen）连接到聚乙二醇-聚丙烯酸酯（PEG-polyacrylate）的嵌段共聚物上，得到了含有不同质量分数（23%～42%）的萘普生偶联物。此偶联物经自组装可形成胶粒，遇过氧化氢即可释放萘普生。当与 0.18 mmol/L 的过氧化氢反应时，6h 内萘普生的释放率为 50%；当与 1.8 mmol/L 过氧化氢反应时，6h 内萘普生的释放率达到 100%。Almutairi 等将萘普生与葡聚糖中通过苯硼酸酯连接起来，这样既改变了葡聚糖的水溶性，又能形成纳米颗粒（Nap-Dex，图 3-6）。当与 10 mmol/L 过氧化氢反应时，20min 内萘普生的释放率可达 100%。体外试验证明了 Nap-Dex 的有效性，它能够使细胞炎症因子（TNFa 和 IL-6）大幅降低。由此可见，Nap-Dex 在过氧化氢中的降解有助于提高药效。

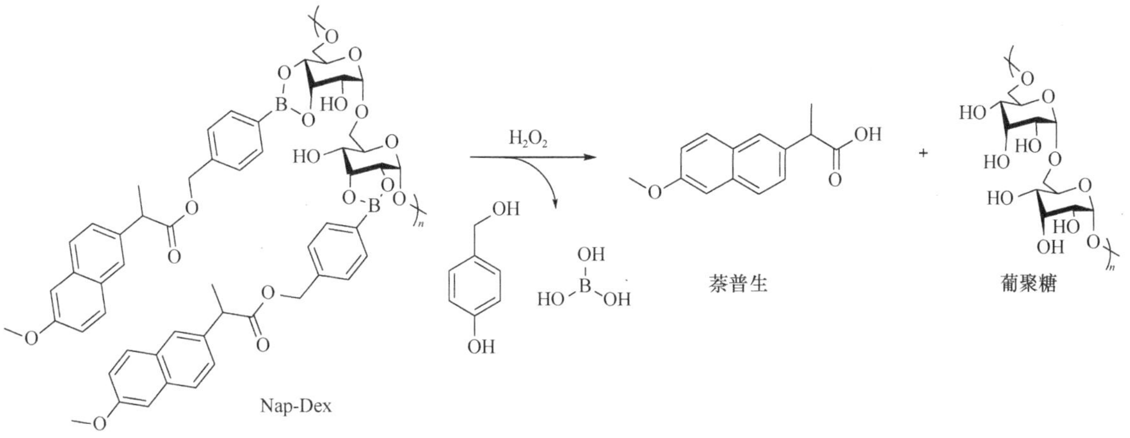

图 3-6 萘普生的可控释放

三、pH 响应功能

生物体内稳定的 pH 能够维持细胞正常的新陈代谢。但是，在病理环境中（肿瘤、炎症等），代谢增强会破坏体内 pH 的稳定。另外，内环境的 pH 范围通常在 5.0～6.8，如果其中一个主要的纳米粒子是经内环境吸收，那么，在偏酸性条件下容易释放的药物有利于在细胞内运输。含有硼酸结构单元的材料具有不同的分解机制，如高分子胶束的分解机制和水凝胶的溶胀机制等。

（一）诱导高分子胶束分解

通过分子自组装形成的高分子胶束具有一个疏水的核和亲水的壳。当外界刺激扰动疏水的核时，胶束会发生分解，并诱导释放出所携带的药物。硼酸连接体能够用于构建疏水的核，如苯硼酸通过与邻二醇反应能够连接到葡聚糖分子上，从而促进分子自组装形成胶束。在酸性条件下，胶束发生分解，释放出负载的药物。兰姆（Lam）等将两种聚乙二醇-胆酸树枝状高分子交联在一起，一种在聚乙二醇和胆酸树枝状高分子之间嵌入苯硼酸结构单元，另外一种在聚乙二醇和胆酸树枝状高分子之间嵌入邻苯二酚结构单元。两种嵌段共聚物通过硼酸与邻二醇相互作用，形成胶束。通过调整嵌段共聚物中硼酸结构单元和邻苯二酚结构单元的数量，既能优化胶束的稳定性，又能调节胶束分解时的 pK_a 值，从而控制胶束在不同的 pH 下发生分解。陈莉等利用硼酸和邻二醇的相互作用，将生物相容的葡聚糖作为基底，与亲水性的胶束壳交联起来，得到了具有 pH 响应功能的药物控释系统。α-炔基葡聚糖和 α-叠氮基聚乳酸通过点击化学反应，生成两性嵌段共聚物葡聚糖-嵌段-聚乳酸（Dex-*b*-PLA），用 3-羧基-5-硝基苯硼酸（CNPBA）修饰 Dex-*b*-PLA 中的羟基，通过 CNPBA 中的硼酸结构单元与 Dex-*b*-PLA 中的邻二醇结构单元的相互作用，将 CNPBA 和 Dex-*b*-PLA 交联起来，从而构筑亲水的壳；当 pH 在 5.5～7.4 时，多柔比星能够被释放出来。利用渗析法（溶剂交换）就可以将药物负载到上述递送系统中，表明该递送系统在临床应用中具有良好的可扩展性。

（二）水凝胶交联剂

亲水性聚合物发生交联后能够形成具有网状结构的水凝胶，其含水量高，生物相容性好。硼酸是具有 pH 响应功能的交联剂，能够用于调控水凝胶的形成和分解。在酸性条件下，为了诱导水凝胶发生液化，佩蒂尼亚诺（Pettignano）等使用硼酸修饰海藻酸盐（Alg），制备了具有自我修复功能及 pH 和葡萄糖双响应功能的水凝胶注射剂。他们使用 3-氨基苯硼酸修饰海藻酸盐中羧酸结构单元，合成了 Alg-$B(OH)_2$。在碱性条件下，Alg-$B(OH)_2$ 与海藻酸盐（3% *w*/*v*）混合后，Alg-$B(OH)_2$ 中的硼酸结构单元与海藻酸盐中的邻二醇结构单元发生交联，形成水凝胶。该反应是一个可逆反应，反应进行的程度依赖于体系的 pH。当 Alg-B$(OH)_2$ 与海藻酸盐混合后，会立即形成水凝胶；经酸化（pH 5.0），水凝胶即可发生液化。赫莱格 - 沙布泰（Heleg-Shabtai）等将棉毒素作为交联剂，同时作为治疗药物。棉毒素是一种植物色素，具有抗肿瘤活性，分子含有两个邻二醇结构单元。用硼酸修饰丙烯酰胺共聚物后，与棉毒素中的邻二醇结构单元发生交联，形成水凝胶。结果表明，在酸性条件下，这种水凝胶会发生分解，并释放出棉毒素。

（三）负载药物的偶联试剂

硼酸与邻二醇之间的相互作用可逆，硼酸能够作为具有 pH 响应功能的偶联试剂，用于连接负载药物。能够抑制 26S 蛋白酶活性的抗癌药物硼替佐米的活性位点即含有一个硼酸结构单元。Messersmith（梅瑟史密斯）等通过硼酸结构单元与邻二醇结构单元的相互作用，将硼替佐米连接到邻苯二酚-聚乙二醇嵌段共聚物上，聚乙二醇嵌段能够减少药物与蛋白质或细胞的非特异性相互作用；邻苯二酚嵌段能够与硼替佐米结合，并在一定的 pH 下释放硼替佐米。通过调节体系的 pH，能够提高硼替佐米在邻苯二酚结构单元上连接数量。当 pH 5.5 时，硼替佐米不能连接到邻苯二酚结构单元上；当 pH 8.5 时，60% 的硼替佐米能够连接到邻苯二酚结构单元上。在酸性条件下，硼替佐米与邻苯二酚反应生成的硼酸酯会发生水解，并释放出硼替佐米。

（四）表面修饰

使用硼酸或含有硼酸结构单元的共聚物修饰常规体系的表面，能够实现 pH 响应释放。介孔二氧化硅具有良好的生物相容性，毒性低，是非常理想的药物递送材料。用刺激响应聚合物修饰介孔二氧化硅表面，能够克服它在运输药物时易发生渗漏的缺点。在完成介孔二氧化硅表面修饰后，刘传军等将 EPBA[4,4-(ethylenedicarbomoyl)-phenylboronic acid] 修饰的聚丙烯酸与氨基葡萄糖交联起来。在葡萄糖存在的条件下或者酸性条件下，硼酸酯会发生水解，打开二氧化硅表面的介孔通道，释放出负载的客分子。通过改变 pH 或葡萄糖的浓度，能够调节客分子的释放速率。当 pH 为 6.0 时，通过调控葡萄糖的浓度，能够提高系统药物释放速率。硼酸能够直接用来修饰没有被聚合物覆盖的硅胶表面。硼酸与环糊精中的邻苯二酚结构单元的相互作用具有 pH 响应功能，同时经硼酸修饰的硅胶能够防止药物渗漏，并能够控制药物释放。综上所述，将硼酸覆盖于介孔硅胶的表面，能够防止药物渗漏，并控制药物释放。

四、二醇响应材料

葡萄糖、果糖、半乳糖、三磷酸腺苷和核糖的五元环或六元环上都含有 1,2 及 1,3- 二醇结构单元。在利用硼酸结构单元识别上述分子的过程中，主要存在以下难点：①在中性条件下，才能与二醇结构单元发生结合；②这类小分子的大小相近、结构相似，识别过程中的选择性不高。通常采用多价结合的策略解决上述问题。硼酸与二醇结构单元的结合受到取代基效应影响。目前，多数研究聚焦于苯硼酸与葡萄糖的相互作用，同时，与 ATP、DNA/RNA 的研究也逐渐受到关注。

（一）葡萄糖传感器和葡萄糖响应材料

理想情况下，胰岛素的分泌受到血糖浓度的调控，在模拟闭环生理反应的过程中，最常见的是使用含有吸电子取代基的苯硼酸，以及提高血糖浓度来诱导蛋白质和胰岛素的释放。安德森（Anderson）等建立了葡萄糖探测递送系统，他们通过烷基-赖氨酸链将胰岛素与白蛋白联结起来，作为葡萄糖探测器的苯硼酸位于白蛋白的末端。在糖尿病小鼠试验中，采用上述策略能够实现胰岛素的动态分泌。在葡萄糖耐受试验中，仅注射一次上述葡萄糖探测递送系统，能够使血糖浓度保持平稳超过 12h。加巴拉（Gaballa）等利用苯硼酸与羧酸的分子间相互作用，将苯硼酸和甘氨酸两个结构单元引入 PAcM113 及聚五氟苯基丙烯酸酯的嵌段共聚物中（图 3-7）。利用共聚反应将甘氨酸接枝到聚合物骨架中，同时，体系的 pK_a 也会相应降低到生理 pH，以便探测葡萄糖。该嵌段共聚物通过自组装形成核-壳结构的胶束，并且能够使用尼罗红来标记它的释放。研究表明，将甘氨酸引入聚合物骨架中，既能够降低苯硼酸的 pK_a 值，又能提高它与葡萄糖反应的专一性。Anderson 等制备了一种可注射的具有葡萄糖响应功能的水凝胶。他们将含有硼酸结构单元的单体以不同配比与葡萄糖混合，结果表明，含有 10%～60% 硼酸结构单元的聚合物有利于形成自愈型水凝胶，这种水凝胶同时具有剪切稀化作用。在剪切力撤掉后，水凝胶能够在几秒钟内恢复原有状态。这类可注射的水凝胶既具有葡萄糖响应功能，又具有 pH 响应功能，在生物医药领域具有良好的应用前景。

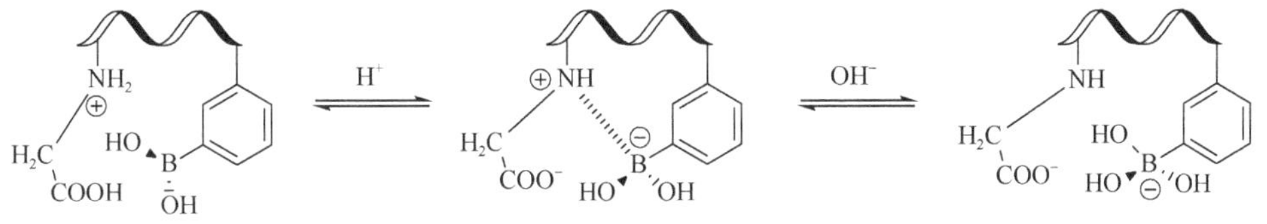
H+
OH-
NH2
NH
H2C
COOH
COO-
HO
OH
B

图 3-7　聚合物骨架中甘氨酸与硼的相互作用

（二）ATP 响应材料

在活细胞中，ATP 为许多生命进程提供能量，如肌肉收缩、化学合成等。ATP 在细胞外和细胞内的含量明显不同，尤其在肿瘤细胞的微环境（＞ 100 μmol/L）中 ATP 含量高于正常组织细胞（1～10 nmol/L）。研究者们根据这种差异设计了具有 ATP 响应功能的材料（图 3-8A、图 3-8B）。顾臻等利用硼酸独特的化学性质制备了兼具 ATP 响应功能和识别功能的高分子材料——聚乙二醇接枝共轭聚合物。ATP 可与共轭聚合物中的近红外发光结构单元 3-氟-4-羧基苯硼酸（FPBA）可逆性交联。在细胞内，由于 ATP 含量较高，它能够与 FPBA 相互作用形成水溶性的共轭聚电解质，从而促进纳米载体的分解。酰胺基团中的羰基和氟原子都属于吸电子基团，由于 FPBA 含有这两个基团，导致硼酸结构单元的 pK_a 下降。FPBA 中具有电负性的氟原子能够与唾液酸侧链中的丙三醇产生配位作用，该聚合物还能用于识别肿瘤细胞表面过度表达的唾液酸。奥库罗（Okuro）等报道了一系列含有硼酸结构单元和胍离子（Gu^+）的水溶性聚合物。其中，ATP 作为响应单元，形成了“分子黏合剂”，并导致胰蛋白酶活性发生钝化（图 3-8C）。在 pH 较低的情况下，当 ATP 的浓度为 10 μmol/L 时，这种依靠多价盐桥（Gu^+/PO_4^-）相互作用形成的“分子黏合剂”会发生分解，并释放出有活性的胰蛋白酶。通过改变胍离子和硼酸的浓度比，能够调节这种“分子黏合剂”对 ATP 和 Trp 的亲和作用。

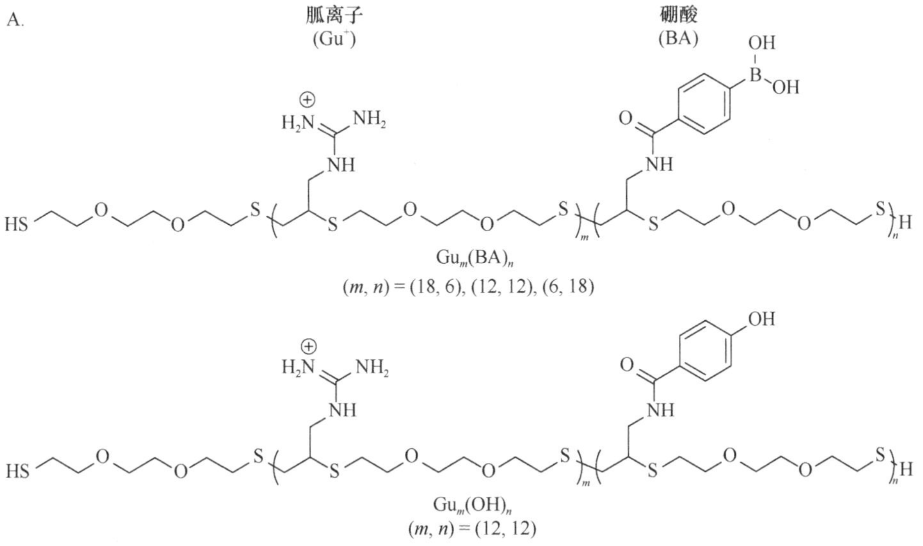
A.
胍离子
(Gu+)
硼酸
(BA)
Gum(BA)n
(m, n) = (18, 6), (12, 12), (6, 18)
Gum(OH)n
(m, n) = (12, 12)

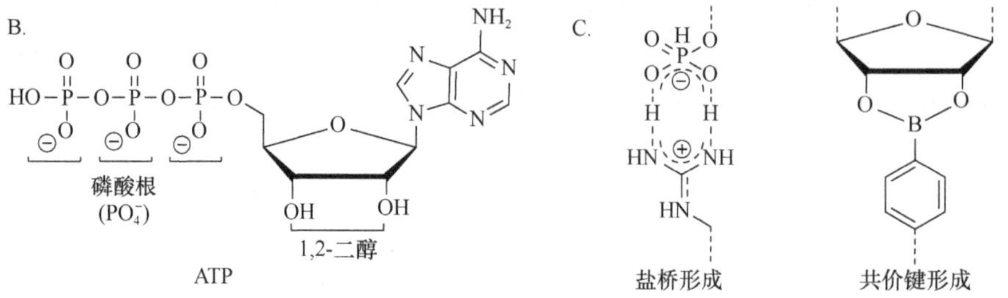

图 3-8 A.“分子黏合剂”$Gu_m(BA)_n$；B. 三磷酸腺苷（ATP）；C. 磷酸根离子与胍离子之间形成的盐桥和 1,2-二醇与硼酸之间的共价作用

五、靶向单元

含硼分子与亲核试剂之间的共价作用具有可逆性，因此含硼分子能够用于识别生物靶标，这与葡萄糖或 ATP 响应系统的识别原理类似。这些亲核试剂既可以是前文提及的含有双羟基结构单元的分子，又可以是与疾病相关联的蛋白质残基（图 3-9A）。含有硼酸结构单元的化合物能够用于干扰信号通路，抑制酶的活性，以及靶向糖蛋白来提高纳米粒子的吸收。但仍需克服以下困难：①与靶点的结合能力弱；②维持体系的 pK_a 在生理范围内。多种策略被用于调控硼酸与靶点的结合能力，在生物体内 pH 下，4 种常见的硼酸能够与生物靶点结合。图 3-9B 列举了上述四类硼酸：①苯环上带有吸电子基团的苯硼酸，如磺酰基、氟原子或羰基；②乌尔夫（Wulff）型硼酸，即分子内含有四配位的 B—N 键或 B—O 键；③增强型 Wulff 硼酸，即分子内含有三配位的 B—O 键；④含有芳杂环的硼酸。由于 Wulff 型硼酸中的硼原子形成了分子内的 B—N 键或 B—O 键，所以，这类化合物的 pK_a 大幅下降。通过与聚合物骨架中的其他基团形成的分子间相互作用，能够进一步降低硼酸的 pK_a，同时又提高了它与靶标分子的特异性结合能力。图 3-9C 阐释了糖类作为目标分子被硼酸识别的原理。含有硼酸结构单元的分子印迹聚合物（MIPs）能够作为药物递送系统的靶点。肿瘤成像中使用的纳米粒子就是具有靶向功能的含有唾液酸结构单元的分子印迹聚合物。其中，每个纳米粒子都具有多个结合位点和引入可调性，所以，在形成纳米粒子的过程中就能够调整结合位点的数量。这里主要讨论临床关注的两个焦点，即细菌检测和唾液酸检测。

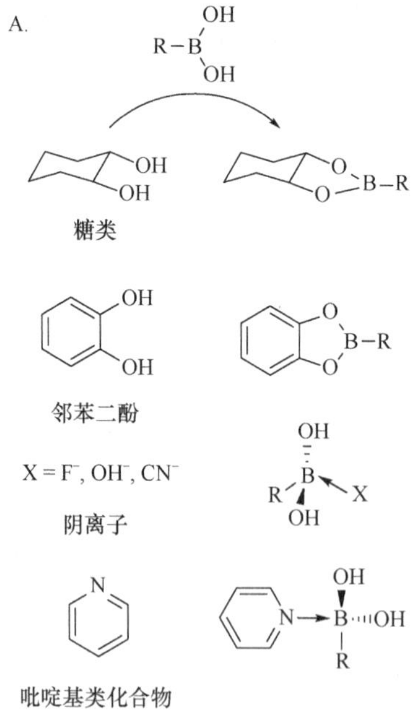

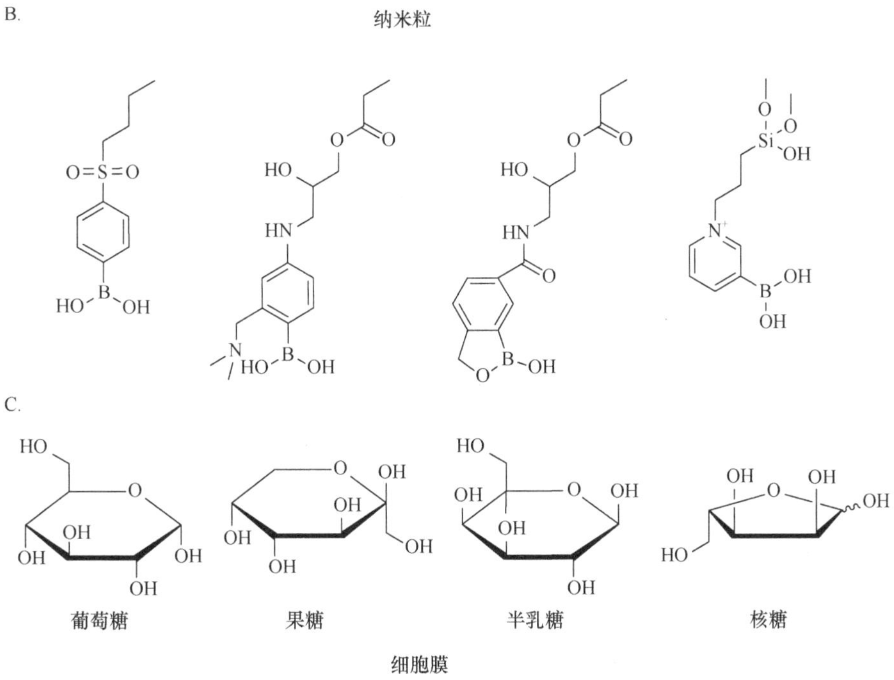

B.

纳米粒

C.

葡萄糖 果糖 半乳糖 核糖

细胞膜

图 3-9 A. 硼酸与不同结构单元的反应活性；B. 具有生物相容性的纳米颗粒的靶点结构；C. 细胞膜表面的靶标结构

（一）细菌检测

由于现有抗生素的有效性不断下降，研发细菌检测的新手段和治疗细菌感染的新方法就变得十分迫切。革兰氏阳性菌细胞壁中富含具有双羟基结构的肽聚糖或脂多糖，硼酸能够用于检测这类细菌。通常，含有硼酸结构单元的系统具备荧光探针或生物传感器功能，能够使用全细胞印迹聚合物（也可称为全细胞人工受体）来识别细菌。含有硼酸结构单元的聚合物还能够提高抗生素的抗菌活性。唐传兵等采用“三步法”来提高抗菌效率。第一步，硼酸与细胞表面的二醇结合；第二步，将具有抗菌功能的二茂钴阳离子金属聚合物负载到带有负电荷的细胞膜表面；第三步，联合使用传统的β-内酰胺类抗生素（青霉素等）能够更加有效抑制细菌细胞壁的生物合成。利用这一策略，提高了对革兰氏阳性菌和革兰氏阴性菌的抗菌活性。该研究证明了硼酸能够用于提高抗生素的抗菌效率。

（二）唾液酸检测

由于糖蛋白能够在哺乳动物细胞表面表达，所以，哺乳动物细胞表面常作为靶标。唾液酸在细胞信号传递中起到关键作用，它的过量表达与超活化状态（癌症和免疫）紧密相关。对超活化状态的检测有助于监测、分析和控制癌细胞，但是，对超活化状态识别的有效性和选择性仍然是一个挑战。唾液酸的侧链含有丙三醇结构单元，能够与硼酸结合，奥图苏卡（Otusuka）等利用这种相互作用形成的分子内 B—N 键或 B—O 键，提高了唾液酸和苯硼酸的结合能力（图 3-10）。他们比较了 3-丙酰胺基苯硼酸（PAPBA）与唾液酸、葡萄糖、甘露糖、半乳糖及与糖蛋白或糖脂相关的其他糖类主要成分发生相互作用的平衡常数。在生理 pH 下，Otusuka 体系与唾液酸的结合能力是葡萄糖的 7 倍。由于苯硼酸和唾液酸能够在中性环境中发生络合，所以，Otusuka 体系能够用于检测肿瘤细胞、递送药物和分离肿瘤细胞。

李枫等制备了末端含有苯硼酸结构单元的嵌段共聚物胶束，用于靶向唾液酸，从而实现在肿瘤细胞内进行药物递送。在中性环境中，上述嵌段共聚物与果糖的结合能力比唾液酸强，但是，在肿瘤细胞的酸性微环境中，苯硼酸与果糖不能形成稳定的配合物。将上述胶束包裹在果糖中，并尝试在鼠类肿瘤细胞中用于药物递送，从而避免胶束与其他物质的非特异性结合，可有效提高药物向肿瘤细胞的特异性运输。

多价策略能够提高纳米粒子与肿瘤细胞的结合能力和特异性。利用苯硼酸与唾液酸、软骨胶硫酸盐-CD44 受体的相互作用，能够提高多柔比星的抗肿瘤活性。将荧光探针 Cy5.5 负载到上述纳米粒子上，这些纳米粒子能够用作诊断试剂。由于粒子在基于三维多细胞肿瘤球体模型中的穿透深度依赖于苯硼酸和唾液酸的相互作用，所以，在引入苯硼酸结构单元后，能够提高纳米粒子的穿透深度。

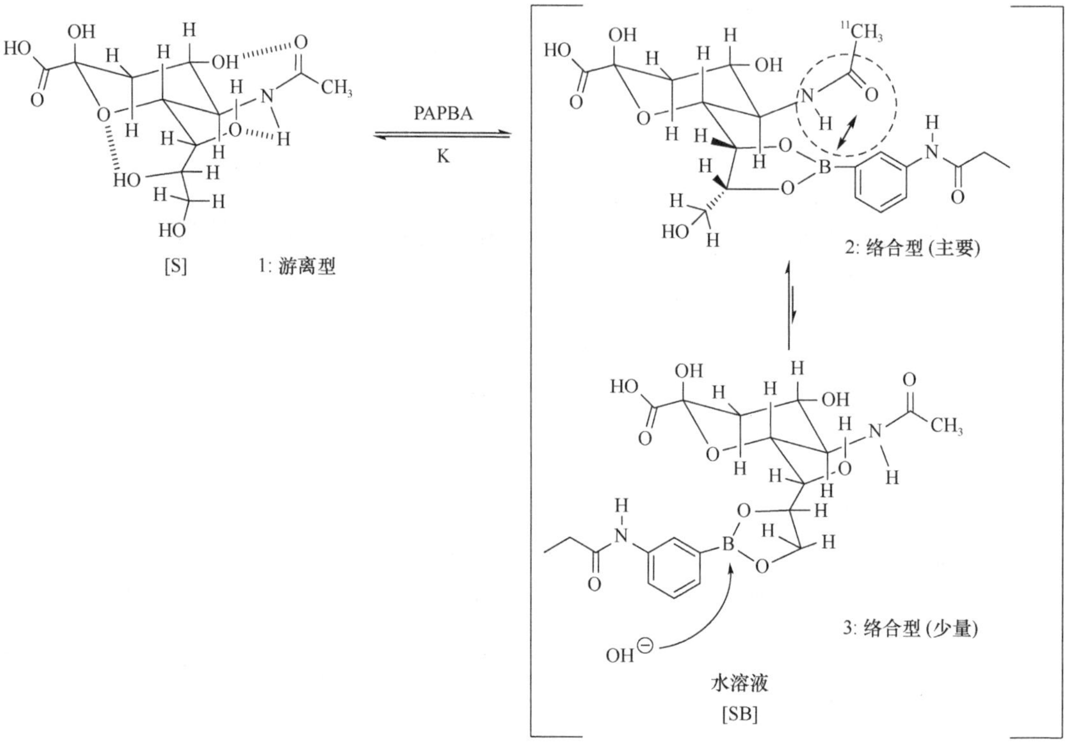

图 3-10 唾液酸与苯硼酸结合的构象模型，以及唾液酸与 PABPA 系统形成的复合物

第 2 节 硼中子俘获治疗

硼中子俘获治疗（boron neutron capture therapy，BNCT）是癌症放射治疗的一种方法，使用低能热中子轰击硼（^{10}B）原子核时，硼原子核会俘获一个中子，引发核裂变反应，导致细胞死亡。由于导致细胞死亡的辐射所波及的范围约等于细胞的直径，只有当中子场中的细胞内含有足量硼元素时，细胞结构才会被破坏。所以，合成含有 ^{10}B 的肿瘤靶向递送试剂是 BNCT 的关键。目前，主要有两种低分子量的含硼化合物被用于 BNCT，它们是硼 [^{10}B] 卡钠（BSH）和 4-硼基-*L*-苯丙氨酸（BPA）。尽管 BSH 和 BPA 对肿瘤的选择性欠佳，但它们对高分级脑胶质瘤和其他几种肿瘤表现出一定的疗效。为了提高 BNCT 的疗效，供临床使用的新型硼递送试剂需要更易吸收和良好的药代动力学特征。本节将重点介绍过去 40 年中研发的硼递送试剂，包括含硼氨基酸，含硼化合物交联的核苷、卟啉衍生物、多肽、单克隆抗体，以及用于 ^{10}B 递送的纳米材料。本节第一部分简要介绍了 BNCT 的基本原理及相关临床试验，第二部分总结了各种硼元素递送试剂，以及它们的优点和局限性。另外，本节还概括了这些试剂的临床前实验结果，并重点介绍了临床应用前景好的试剂。

一、概　　述

（一）硼中子俘获治疗的基本原理

BNCT是一种放射疗法，是极具潜力的治疗多种肿瘤的重要手段。BNCT的特点是，当稳定的硼同位素（^{10}B）原子核被低能量的热中子（0.025 eV）或超热中子（10 000 eV）轰击时，原子核发生裂变反应，并伴随能量释放。高能中子束可以穿过组织和颅骨是BNCT能够成功的关键之一。当硼（^{10}B）原子核俘获一个中子后，生成了不稳定的硼同位素^{11}B，它继续发生核裂变反应[$^{10}B(n,\alpha)^{7}Li$]，释放出α粒子（^{4}He）、锂（^{7}Li）离子和γ射线（2.31 MeV，94%；2.79 MeV，6%）。细胞破坏的程度受限于上述分子内纵向能量转移路径长度（一般为4～10 μm），这意味着能量沉积仅限于单个细胞（图3-11）。

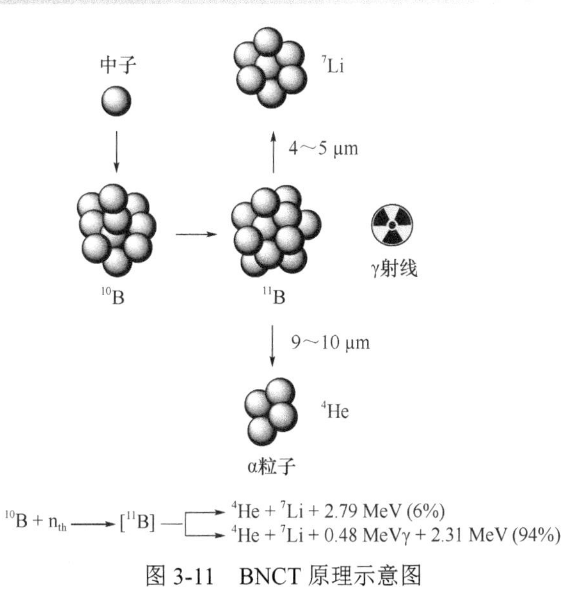

图3-11　BNCT原理示意图

从物理机制来看，BNCT是一种化学驱动的，而非物理驱动的粒子辐射疗法。因此，当肿瘤细胞吸收足量^{10}B后，可以利用核裂变辐射将其选择性地杀灭，同时避免损伤肿瘤细胞周围的健康细胞。确切地说，用于引发BNCT的低能热中子束与用于电离辐射治疗的高能X射线或伽马粒子不同，BNCT是一种区域选择性的辐射治疗方法，能够降低对肿瘤细胞周围健康组织的损伤。另外，由于中子束属于非电离辐射，只有在吸收了^{10}B的组织细胞内才能发生核裂变反应，从而引发这些细胞死亡。此外，硼原子核的中子俘获截面比人体内任何其他常见原子核（^{12}C或^{14}N）的俘获截面要大三个数量级。由于中子束辐射不会对细胞造成严重损伤，所以，通过扩大中子束的照射范围，对肿瘤的周边组织进行照射，能够破坏因肿瘤复发或转移而产生的较小的残留病灶。BNCT是一种二元治疗模式，由中子照射和^{10}B试剂递送两个独立单元组成，在假定中子束能够完全穿过人体组织的前提下，BNCT的疗效主要取决于肿瘤细胞吸收的^{10}B的量。为了获得良好的治疗效果，每克肿瘤细胞需要吸收20～50 μg的^{10}B（即10^{9}个原子/细胞），同时必须保证足量的中子穿过细胞并被吸收，从而引发$^{10}B(n,\alpha)^{7}Li$裂变反应。

（二）临床试验

这部分将简要介绍BNCT的临床试验情况，有关BNCT临床试验的综述可阅读相关文献，本部分重点关注过去20年的BNCT临床试验（表3-1）。1936年，洛克（Locher）首次阐述了中子俘获反应（NCT）的原理。1951年，法尔（Farr）和斯威特（Sweet）等利用布鲁克海文石墨研究反应堆（Brookhaven graphite research reactor）对多形性胶质母细胞瘤患者进行了首次BNCT临床试验。1963年，Sweet等在对脑胶质瘤患者的BNCT临床试验中使用对羧基苯硼酸和$Na_2B_{10}H_{10}$（sodium perhydrodecaborate）作为^{10}B试剂。结果表明，$Na_2B_{10}H_{10}$的临床试验结果优于对羧基苯硼酸，其毒性低、肿瘤/血液（tumor/blood，T/B）高。1968年，羽中（Hatanaka）等使用BSH对手术中暴露的颅内肿瘤床进行预处理，然后直接使用中子束照射，患者的5年存活率为58%。1987年，三岛（Mishima）等将BPA参与的BNCT用于治疗恶性黑色素瘤，这是首次应用BNCT治疗中枢神经系统以外的外周肿瘤的临床试验。

表 3-1 BNCT 临床试验

肿瘤类型	载体类型	国家	时间（年）
胶质母细胞瘤	硼	美国	1951～1953
胶质母细胞瘤	对羧基苯硼酸及其衍生物	美国	1959～1961
胶质母细胞瘤	BPA	芬兰	1999～2001
多形性胶质母细胞瘤	BSH	捷克	2000～2002
多形性胶质母细胞瘤	BPA	瑞典	2001～2003
多形性胶质母细胞瘤	BPA-果糖	瑞典	2000～2003
恶性神经胶质瘤	BPA 和 BSH	日本	2002～2003
恶性神经胶质瘤	BSH	日本	2004
恶性神经胶质瘤	BPA-果糖	芬兰	2001～2008
复发性恶性胶质瘤	BPA	日本	2002～2007
脑膜瘤	BPA 和 BSH	日本	2005～2006
头颈肿瘤	BPA 和 BSH	欧洲	2004～2007
头颈肿瘤		日本	2008
头颈肿瘤	BPA	芬兰	2011
头颈肿瘤	BPA	中国	2010～2011，2016
黑色素瘤	BPA	日本	1987
黑色素瘤	BPA	阿根廷	2003～2007
结直肠腺癌的肝转移	BPA 和 BSH	德国	2006～2007
肝细胞癌	BSH	日本	2011
肺癌		中国	2017
乳房外柏哲德氏病	BPA-果糖	日本	2005～2014

在过去 20 多年中，BNCT 的临床试验次数大幅增加。1999～2001 年，约恩芬（Joensuu）等在芬兰进行了一项具有前瞻性的临床试验，18 位胶质瘤患者接受了 BPA 参与的 BNCT 治疗，并且 BPA 参与的 BNCT 既可以用于前期接受放疗患者的治疗，又可以用于未接受放疗患者的治疗。2000～2002 年，伯里安（Burian）等在捷克开展了 BSH 参与的 BNCT 临床Ⅰ期试验，用于治疗多形性胶质母细胞瘤患者。2001～2003 年，卡帕拉（Capala）等在瑞典将 BPA 参与的 BNCT 用于治疗多形性胶质母细胞瘤患者，并未发现与 BNCT 治疗相关的严重急性中毒。亨里克松（Henriksson）等进行了 BNCT 治疗多形性胶质母细胞瘤的临床Ⅱ期试验，共有 30 位患者接受治疗，他们采用新方法为患者注射 BPA-果糖（BPA-fructose，BPA-F）复合物，对这种方法的疗效和安全性进行评估。结果表明，BNCT 的治疗效率与传统的放射治疗效率相当，但治疗时间明显缩短。还需要进行临床 I 期和Ⅱ期试验，验证能否提高 ^{10}B 在肿瘤细胞中的浓度。此外，2001～2003 年，斯科尔（Skold）等采用延长 BPA-果糖注射时间，以提高患者体内 BPA-果糖剂量的方法，应用 BNCT 治疗多形性胶质母细胞瘤患者。结果表明，当注射时间延长超过 6h，患者中位生存期（median survival time，MST）显著提高。2001～2008 年，坎康兰塔（Kankaanranta）等在芬兰研究了术后和常规放疗后 BPA 参与的 BNCT 治疗恶性神经胶质瘤的安全性，共有 22 位患者参与该试验，包含 20 位胶质母细胞瘤患者和两位间变性星形细胞瘤患者。结果表明，在 2h 内 BPA-果糖的注射剂量达到 400 mg/kg，该方法能够用于治疗常规放射治疗后复发的恶性神经胶质瘤。

2002～2003 年，宫武（Miyatake）等对 BNCT 进行了改进，他们用 BSH 和 BPA 作为硼

递送试剂，用超热中子代替热中子。该方法被用于13位恶性神经胶质瘤患者的治疗，包含10位多形性胶质母细胞瘤患者，1位胶质肉瘤患者，1位间变性星形细胞瘤患者和1位退行性寡星状胶质瘤患者。在接受BNCT治疗前，他们对一些患者进行了^{18}F-BPA正电子发射断层成像（positron emission tomography，PET），对BPA在大脑中的累积情况进行评估。结果表明，上述改进措施显著提高了BNCT对恶性胶质瘤的治疗效果。2004年，山本（Yamamoto）等将BSH参与的BNCT用于高分级胶质瘤患者的治疗，包含5位胶质母细胞瘤（glioblastoma，GBM）患者和4位间变性星形细胞瘤患者。结果表明，患者没有出现与BSH相关的严重中毒，并且，GBM患者和间变性星形细胞瘤患者的MST水平与接受常规放疗患者的MST水平相当。在4位带有肿瘤残留的患者中，经过6个月的BNCT治疗后，其中2名患者的症状得到完全缓解，另外2名患者的症状部分缓解。2002～2007年，Miyatake等进一步评估了采用BNCT对治疗恶性胶质瘤复发患者的生存效益的影响。结果表明，BNCT能够提升恶性胶质瘤复发患者的生存效益，尤其是高危患者。另外，在BNCT治疗恶性胶质瘤和脑膜瘤的过程中，还观测到了假性进展（体积瞬时增大），可能是由于经BNCT治疗后，亚急性期瘤内坏死所引起。2005年以来，Miyatake等对7位脑膜瘤患者进行BNCT治疗过程中实施了13次中子照射，并在中子照射治疗前，他们对其中6位患者进行了^{18}F-BPA-PET扫描，另外1位患者进行了甲硫氨酸-PET扫描。经BNCT治疗后，这些患者表现出良好的肿瘤-周围组织比。

2004～2007年，欧洲癌症研究和治疗组织（European Organisation for Research and Treatment of Cancer，EORTC）在欧洲进行了试验11001，研究BNCT能否用于治疗头颈鳞状细胞癌。BPA和BSH能够向这种癌细胞递送足量的^{10}B，有利于实施有效的BNCT治疗。2008年，富华（Fuwa）等在日本进行的临床试验表明，在BNCT治疗过程中，通过动脉注射将硼载体注入患者体内，有可能成为治疗复发性头颈癌的新方法，并能实现对肿瘤组织的选择性杀伤。2011年，坎卡安兰塔（Kankaanranta）等在芬兰进行了一项单中心临床Ⅰ期/Ⅱ期前瞻性试验，他们将BPA参与的BNCT用于治疗30位手术无法治愈的头颈肿瘤局部复发患者，包含29位恶性肿瘤患者和1位肉瘤患者。结果表明，BPA参与的BNCT对多数复发性头颈肿瘤患者具有一定疗效，但治疗结束后，癌症仍会复发。2010～2011年，Wang等对头颈肿瘤患者进行了Ⅰ/Ⅱ期试验，他们采用BPA参与的BNCT疗法，参与试验的患者中有4位头颈癌复发患者。试验过程中，患者接受了两轮BNCT治疗，经静脉注射BPA，且两次注射间隔30天。这种方法能够维持复发性头颈肿瘤患者的血硼浓度，同时保证药物毒性在患者的承受范围内。2016年，Wang等就此做了进一步研究，并对17位经光子放射治疗后头颈肿瘤复发患者进行了Ⅰ/Ⅱ期前瞻性临床试验。试验过程中，这些患者接受了两轮BNCT治疗，经静脉注射BPA，且两次注射间隔28天。结果表明，该疗法的药物毒性可忽略不计，总有效率达71%，其中6位患者的症状完全缓解。综上所述，BNCT可能成为治疗头颈肿瘤局部复发癌症的方法之一。

此外，BNCT还能用于治疗周围型肿瘤，如黑色素瘤和肺部肿瘤。1989年，三岛（Mishima）等首次开展人体临床试验，应用BNCT治疗黑色素瘤。1994年，马莱斯赫（Mallesch）等评估了BPA在实施手术治疗颅内肿瘤或转移性黑色素瘤的患者体内的分布情况。黑色素瘤患者的肿瘤/血液值满足超热BNCT治疗转移性脑黑色素瘤的要求。2003年，福田（Fukuda）等对22位恶性黑色素瘤患者进行了临床试验，他们采用了BPA参与的BNCT疗法。虽然，试验中仍有许多问题没有解决，但是，有关BPA药代动力学的临床结果还是令人满意的。2003～2007年，梅嫩德斯（Menendez）等在阿根廷对7位黑色素瘤患者进行了临床Ⅰ/Ⅱ期试验，这7位患者均表现出黑色素瘤多发性皮下转移的症状，他们对这些患者使用了BPA参与的BNCT疗法。在接受BNCT治疗后，69.3%的患者的症状得到完全缓解，30.7%的患者没有缓解。2006～2007年，在德国开展了EORTC试验11001，将BNCT用于直肠癌的肝转移治疗。在实施BNCT体外照射之前，受试患者被分别注射了两种^{10}B化合物。在试验过程中，3位患者被注射了BSH，另外3位患者被注射了BPA。受试患者对上述两种硼载体试剂均未出现不良反应。由于 BSH 在肝脏中的浓度高于在转移瘤中的浓度，BSH 不适宜做治疗肝转移瘤的 ^{10}B 载体试剂。但是，当 BPA 作为 ^{10}B 载体试剂时，^{10}B 的转移瘤/肝脏的浓度比为 6.8±1.7，能够满足 BNCT 体外照射的要求。

2011 年，柳江（Yanagie）等使用含 BSH 的水包油包水型乳剂作为新型硼载体试剂，他们在日本对一位 63 岁的多发性肝细胞癌患者进行 BNCT 治疗。经过 3 个月的治疗，肿瘤没有继续长大，并且没有观察到与 BNCT 相关的不良反应。2017 年，汤晓斌等研究了中子源和 ^{10}B 浓度对非小细胞肺癌治疗效果的影响。2005～2014 年，平冢（Hiratsuka）等在日本对 1 位外阴黑色素瘤患者和 3 位乳腺外佩吉特病患者采用 BNCT 治疗。经过 6 个月的治疗，所有患者的症状均得到完全缓解。

虽然，临床试验结果表明 BNCT 有可能成为治疗癌症的一种手段，但是，当使用 BPA 和 BSH 作为硼递送试剂时，肿瘤/血液值和肿瘤/正常组织值（T/N 值）仍有改善空间，所以，需要研发选择性更好的 ^{10}B 递送试剂。在过去几十年中，投入了大量资源用于研发新型硼递送试剂。但是，除了 BSH 和 BPA 外，其他硼递送试剂都没有在临床试验中使用。原因有以下几点：第一，药物临床转化的时间和资金成本较高，而 BNCT 仍处于早期临床试验阶段，在临床试验中测试新型硼递送试剂的愿望不高；第二，在进行人体临床试验之前，必须系统地评估新型硼递送试剂的药代动力学特征和毒性；第三，由于自然界中 ^{10}B 约占稳定的硼同位素的 20%，所以，^{10}B 化合物的合成也较为困难。

迄今为止，已经研发出许多新型硼递送试剂，并在细胞和小鼠的动物模型中进行评估，读者可阅读相关文献。本节主要从药物化学和核医学的角度，对改进 BNCT 中使用的硼递送试剂的各种方案进行总结，并分析这些药物的基本特性，包括它们的优缺点，这对促进 BNCT 的发展是必要和有意义的。

二、含硼靶向递送试剂

由于 BNCT 能够定向杀灭肿瘤细胞，同时，不会影响周围的血液和健康的组织，所以，BNCT 的治疗效果主要由肿瘤细胞内 ^{10}B 的浓度决定。因此，开发对肿瘤细胞具有良好选择性的新型 ^{10}B 递送试剂是 BNCT 的关键之一。根据前期临床试验结果，总结出用于评估理想 ^{10}B 递送试剂的规则如下：①每个肿瘤细胞中要含有多于 10^9 个 ^{10}B 原子；②肿瘤/正常组织和肿瘤/血液的硼浓度比要大于或等于 3；③毒性低；④能够从正常组织和血液中快速清除，而在肿瘤中保留较长时间；⑤用于治疗脑肿瘤的 ^{10}B 递送试剂要能够保持药物疏水性和亲水性的平衡。

在设计新型 BNCT 药物和进行体外或体内试验时都要依据上述规则。硼递送试剂可分为三类：含硼小分子化合物、含硼共轭化合物和含硼纳米粒子。在上述试剂中，最值得关注的是靶向硼递送试剂，它是将含硼试剂与靶向肿瘤分子（如核苷、卟啉、多肽、蛋白质或抗体等）结合在一起。含硼纳米粒子利用纳米粒子高通透性和滞留（enhanced permeability and retention，EPR）效应，以及纳米颗粒表面负载的肿瘤特异性配体参与的主动靶向效应，将含硼化合物运送到肿瘤细胞内。

如图 3-12 所示，只有两种 ^{10}B 递送试剂被用于临床试验，即 BPA 和 BSH。BSH 是首个用于 BNCT 临床治疗的 ^{10}B 化合物，并于 1968 年被汉塔纳卡（Hatanaka）等首次用于治疗高分级脑胶质瘤。1987 年，三岛（Mishima）等在治疗皮肤恶性黑色素瘤的临床试验中首次使用 BPA。结果表明，BPA 能够选择性地在癌细胞中积累。BPA 的出现提高了 BNCT 的选择性，加快了 BNCT 的发展。BPA-果糖复合物是一种具有较好水溶性的 BPA 衍生物，于 1994 年被用于高分级颅内胶质瘤患者的 BNCT 治疗。此后，在瑞典、芬兰和日本的临床试验研究中，BPA-果糖被广泛用于肿瘤治疗。

合成化学的发展使得肿瘤靶向硼递送试剂的研发取得重大进展。这些试剂中（图 3-12），碳硼烷异构体很有可能成为 BNCT 的硼递送试剂，原因是它具有如下特殊性质：①硼含量高；②双亲性；③结构稳定、光化学稳定；④易于官能化和负载到其他肿瘤靶向分子上。

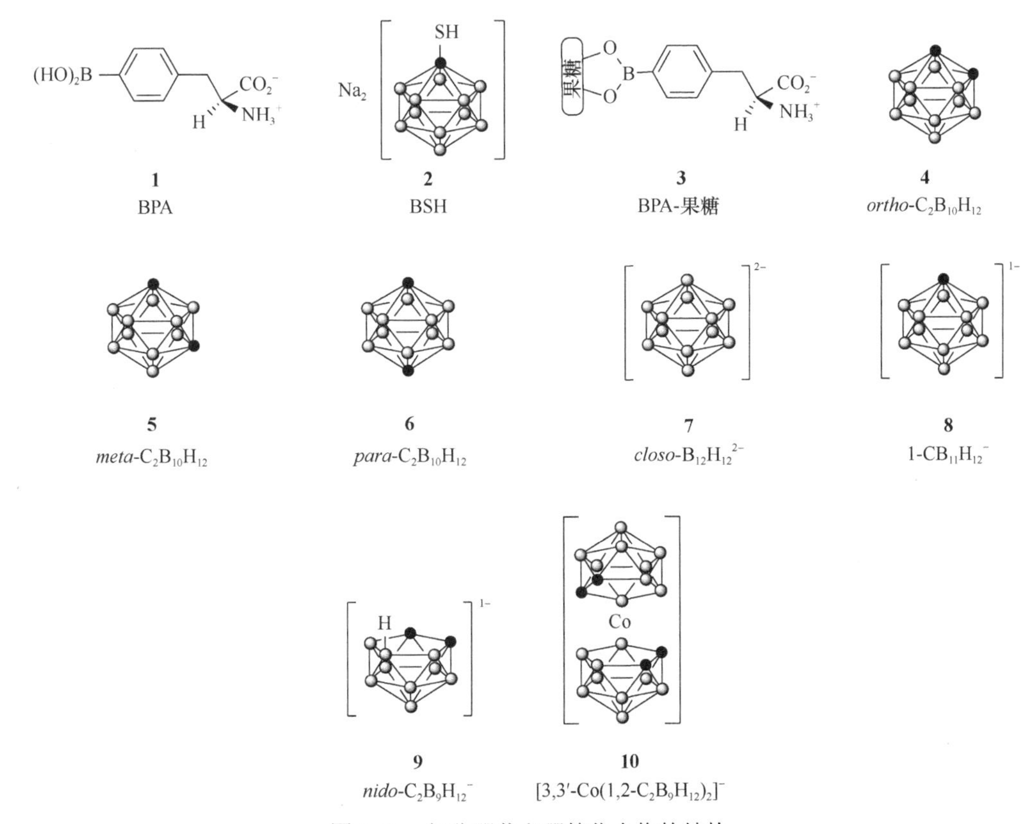

图 3-12　部分硼药和硼簇化合物的结构

（一）小分子、多肽和抗体递送试剂

这部分将重点介绍小分子、多肽和抗体类硼递送试剂，包括含硼氨基酸、核苷、卟啉、多肽和抗体，以及上述硼递送试剂向肿瘤细胞的运输和肿瘤细胞对这些试剂的吸收。另外，还将简要介绍硼递送试剂的给药方法，如对流增强给药（convection-enhanced delivery，CED）和绕过血脑屏障（blood-brain barrier，BBB）给药等。

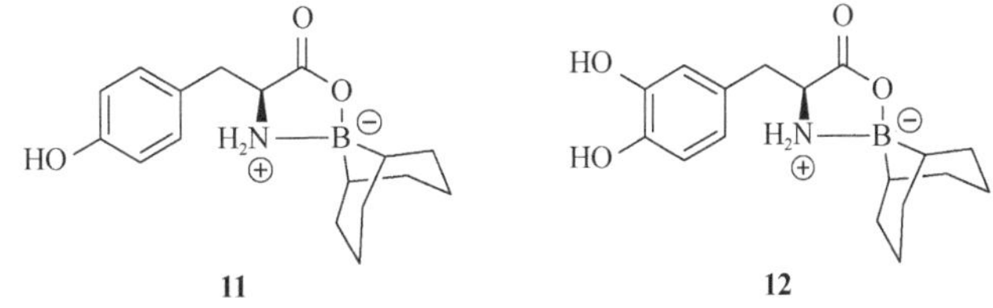

图 3-13　含硼酪氨酸和含硼 *L*-多巴氨基酸的结构

1. 天然和非天然氨基酸　多种硼化试剂能够用于含硼氨基酸的合成，如单个硼原子、硼酸、硼烷和硼团簇等。由于 BPA 及其衍生物中硼的质量分数较高，所以，它们被广泛用于临床试验。其他硼化氨基酸（半胱氨酸、酪氨酸、甘氨酸和天冬氨酸等）的吸收效果较好，它们常被用于处于生长期肿瘤的临床试验。由于含硼酪氨酸和含硼 *L*-多巴氨基酸（图 3-13）是合成酪氨酸酶与黑色素的原料，所以，酪氨酸酶高度表达的细胞（SK-23 Mel 细胞）和酪氨酸含量较高的黑色素瘤细胞需要吸收大量的上述含硼氨基酸，因此，含硼酪氨酸和含硼 *L*-多巴氨基酸对酪氨酶含量较高的黑色素瘤具有较高的选择性。

与天然氨基酸相比，非天然氨基酸具有更高的代谢稳定性。服部（Hattori）等设计并合成了一系列 BSH 衍生物，如 BSH-α-氨基酸（图 3-14A）的细胞毒性低，可以作为 BNCT 的新型硼递送试剂。与 BPA 相比，这类试剂能够被肿瘤细胞较好吸收，并且还能富集在细胞核周围，经中子辐射后，能够杀灭多种肿瘤细胞，如大鼠胶质瘤（C6）、小鼠黑色素瘤（B16）和人类口腔鳞状细胞癌（SAS）。Hattori 等发现，在表达 *L* 型氨基酸转运体（*L*-type amino acid transporters，LAT）的几个细胞系（C6、U81 和 A172）中，硫十二硼酸 α，α-环烷基氨基酸（图 3-14B）比 *L*-BPA 及其衍生物（图 3-14A）能够向细胞中递送更多的硼。另外，反式-ACBC-BSH 对胶质瘤细胞具有更高的杀伤力，并且在胶质瘤细胞中富集的水平明显高于顺式-ACBC-BSH；与 1-氨基环丁烷-1-羧酸（ACBC）类似，反式-ACBC-BSH 也主要由胶质瘤细胞中的 LAT 转运。

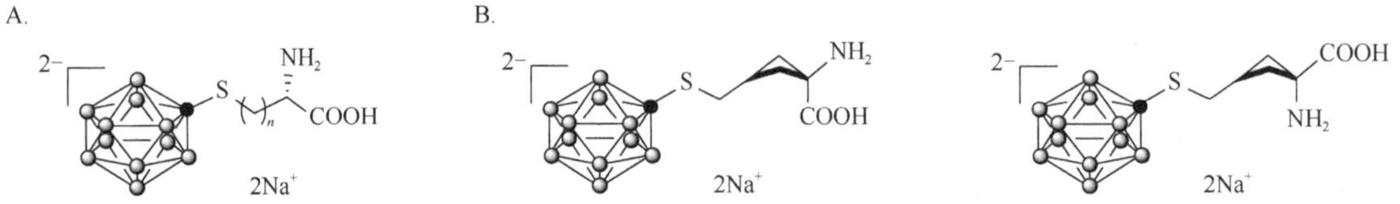

A. B.

2− S NH_2 COOH *n* $2Na^+$

2− S NH_2 COOH $2Na^+$

2− S COOH NH_2 $2Na^+$

13～15 (**13** *n* = 2, **14** *n* = 3, **15** *n* = 6)

16 *cis*-ACBC-BSH

17 *trans*-ACBC-BSH

图 3-14 BSH 衍生物的结构

环状氨基酸能够较好地被肿瘤细胞吸收，并且在肿瘤细胞中的保留时间较长，这类化合物是潜在的硼递送试剂。如图 3-15 所示，卡巴尔卡（Kabalka）和钱德拉（Chandra）等研发了环状氨基酸的硼酸衍生物。与 *trans*-ABCHC、*trans*-ABCPC 和 BPA 相比，当使用 *cis*-ABCHC 和 *cis*-ABCPC 时，小鼠黑色素瘤（B16）和大鼠胶质瘤（F98）的肿瘤/血液和肿瘤/脑的含硼浓度比都较高。LAT 在高分级胶质瘤中高度表达，并且能够将硼酸衍生物运送进入细胞，这可能是硼酸衍生物能够通过高分级胶质瘤中血脑屏障的原因。另外，这些衍生物能够溶于水，但不参与肿瘤细胞的代谢，这将进一步提高其在肿瘤细胞中的保留时间。由于含硼环状氨基酸具有上述特殊性质，很有可能成为理想的 BNCT 试剂，尤其是用于治疗高分级胶质瘤患者。

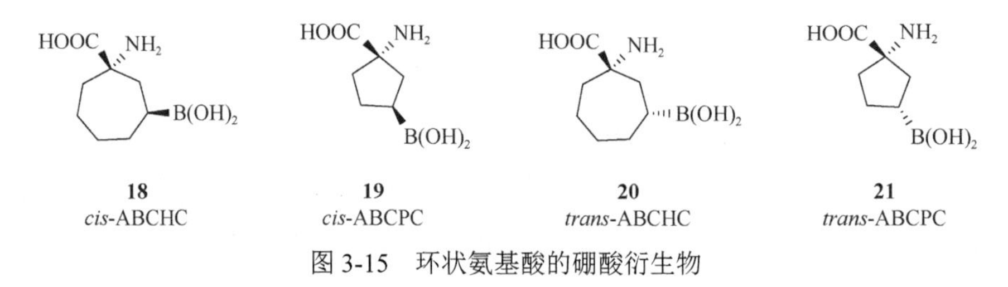

图 3-15 环状氨基酸的硼酸衍生物

2. 核苷 细胞溶质胸苷激酶 1（TK1）能够催化胸苷（Thd）和 2′-脱氧尿苷（dUrd）的磷酸化反应，合成相应的含有单磷酸基团的分子，参与细胞分裂和细胞增殖过程中 DNA 复制。Thd 和 dUrd 的含硼衍生物可能是适用于 TK1 催化磷酸化的底物，它们经过单磷酸化、双磷酸化和三磷酸化后，与肿瘤细胞 DNA 结合，拉近硼与 DNA 的距离，最终达到提高 BNCT 的放射生物效应（radiobiological effect，RBE）的目的。1999 年，卢纳托（Lunato）等研究了胸苷衍生物能否用作 TK1 催化磷酸化的底物。他们向胸苷的 N3 位引入邻碳硼烷烷基基团（图 3-16A），或者向 2′-脱氧尿苷的 C5 位引入邻碳硼烷烷硫基基团。结果表明，当向胸苷衍生物的 N3 位引入碳硼烷烷基基团后，产物就可以作为 TK1 催化磷酸化的反应底物，同时，当引入位阻较大的碳硼烷基团后，硼与核苷骨架距离拉近，这也是它成为磷酸化反应的首选底物的原因之一。另外，他们还合成了 N3 位被邻碳硼烷烷基基团和其他基团同时取代的胸苷衍生物，以及 N3 位被带有二羟基丙基侧链的邻碳硼烷烷基取代的胸苷衍生物（图 3-16A）。结果表明，这两种衍生物磷酸化反应的速率基本相同。马杜恩（Madhoun）等研究了 3-碳硼烷基胸苷类似物（3-CTAs）的性质，包括催化动力学参数、使用其他酶催化时的反应活性、辛醇/水分配系数、体外细胞毒性及其被细胞吸收的情况和在细胞中的保留时间。N5-2OH（图 3-16B）被用于 F98 胶质瘤大鼠体内的生物分布研究。结果表明，F98 胶质瘤细胞和健康脑细胞中的硼含量分别为（16.21±2.31）g/g 和 2.21 g/g，肿瘤/脑的含硼浓度比为 8.5。在 RG2 胶质瘤大鼠脑内分别注射 BPA、N5-2OH 或同时注射 BPA

和 N5-2OH 后，对这些大鼠实施 BNCT 治疗，它们平均存活时间（MST）分别为（35.0±3.3）天、（45.6±7.2）天和（52.9±8.9）天。当使用脑内渗透泵注射 N5-2OH 时，大鼠的存活时间为（37.9±6.8）天，这个结果与通过静脉注射 BPA 时，大鼠的存活时间 [（36.7±3.2）天] 基本相同。当使用脑内渗透泵同时注射 N5-2OH 和 BPA 时，患有 F98 胶质瘤大鼠的存活时间略有增加 [（43.5±5.9）天]，但患有 RG2 胶质瘤的小鼠在接受相同的治疗后，其存活时间却显著增加。为了提高药物的水溶性和酶敏感性，蒂亚克斯（Tjarks）等还开发了两性的、氨基酸酯前体药物和二代 3-CTA。截至撰写本节时，N5-2OH 的临床试验还未见报道，这可能与其在细胞内的外流和合成代谢有关。另外，含有 $[B_{12}H_{12}]^{2-}$ 结构单元的脱氧尿苷衍生物（图 3-16C）对所有实验用细胞均表现出低毒性。脱氧尿苷的含硼频哪醇衍生物（图 3-16C）能够在人类大肠腺癌 C85 细胞中富集，并且能够渗透进入到核酸中。

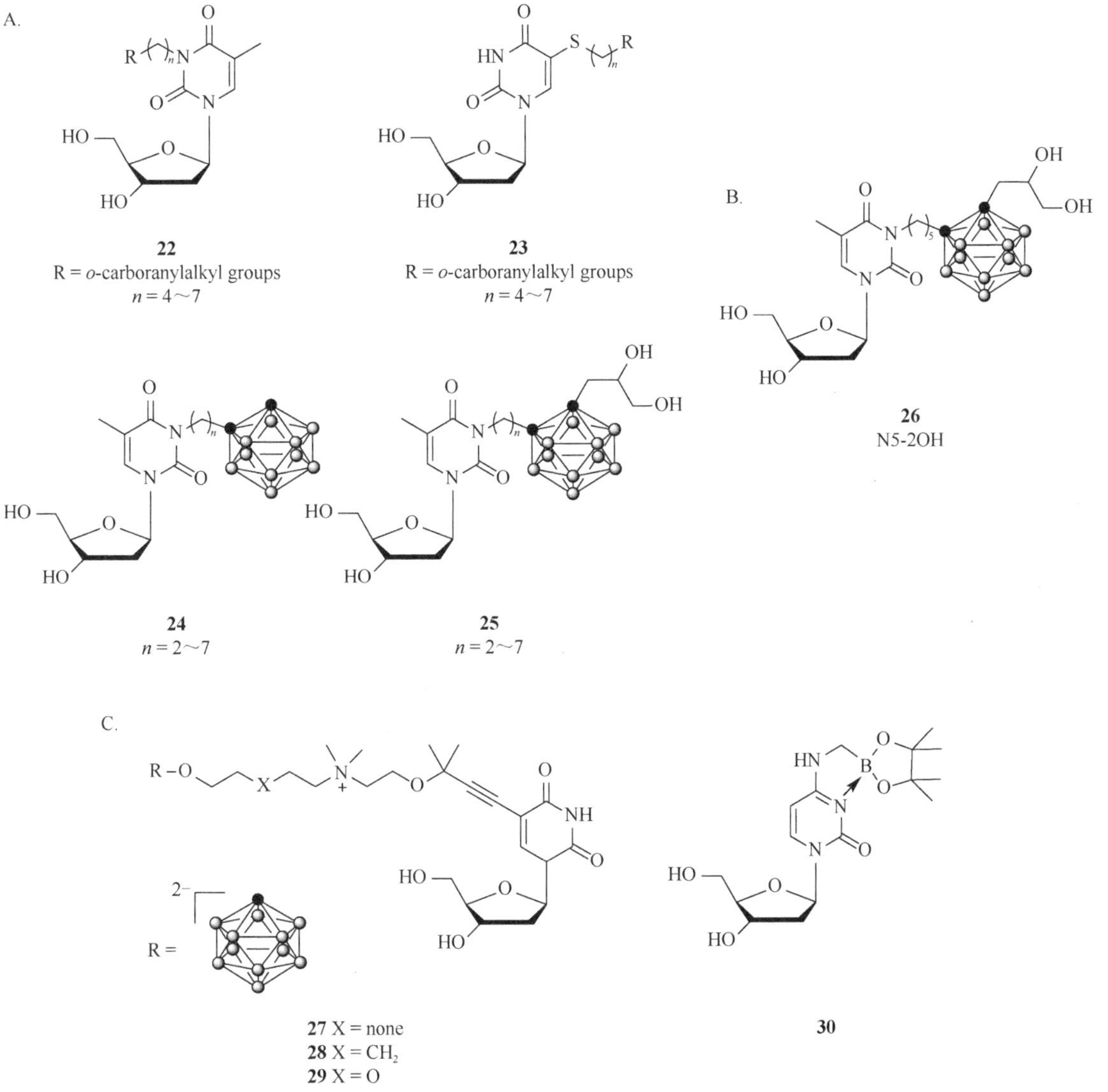

A.

22
R = *o*-carboranylalkyl groups
n = 4～7

23
R = *o*-carboranylalkyl groups
n = 4～7

B.

26
N5-2OH

24
n = 2～7

25
n = 2～7

C.

27 X = none
28 X = CH_2
29 X = O

30

图 3-16　含硼核苷的结构

3. 卟啉衍生物　由于含有卟啉结构单元的硼递送试剂具有许多特殊性质：①卟啉和 DNA 能够形成复合物，肿瘤细胞对卟啉的含硼衍生物吸收较高，并且在肿瘤细胞中的保留时间会相应延长；②一个卟啉骨架能够同时与多个硼簇化合物结合，从而向肿瘤细胞中运送大量的硼；③对肿

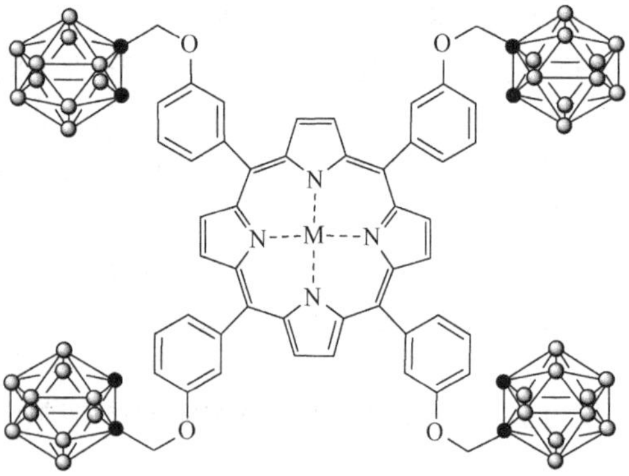

瘤细胞具有选择性，从而提高肿瘤/血液和肿瘤/正常组织的含硼浓度比；④一些卟啉衍生物具有光学性能，能够探测到硼元素在细胞内的位置；⑤当使用卟啉衍生物作为硼递送试剂时，可以使用低能量的中子束或光动力疗法（photodynamic therapy，PDT）中的红光照射肿瘤细胞，进行 BNCT 治疗。在这一部分中，将主要介绍被广泛用于体外和体内试验、具有选择性运送功能的含硼卟啉衍生物。1992 年以来，缪拉（Miura）等合成了亲脂性含硼卟啉和一系列金属卟啉络合物。Cu（Ⅱ）和 Zn（Ⅱ）的卟啉络合物 CuTCPH 和 ZnTCPH（图 3-17），是在体外和体内试验中研究最为深入的卟啉衍生物。在注射 ZnTCPH 或 CuTCPH 后，硼元素在 EMT-6 小鼠体内不同组织中的宏观分布相似，肿瘤/血液和肿瘤/正常组织的含硼浓度比分别为 60∶1 和 8∶1，实验结果表明，肝脏细胞吸收的硼元素比肿瘤细胞吸收的硼元素多。此外，在注射 ZnTCPH 后，在患有肿瘤的小鼠的脾脏、肝脏和肿瘤部位都能检测到荧光。另外，CuTCPH 或 ZnTCPBr 还能够作为分子探针用于肿瘤成像，如 ^{67}Cu-单光子发射计算机断层成像（SPECT）或 ^{64}Cu-正电子发射断层成像（PET）。

31 CuTCPH, M = Cu
32 ZnTCPH, M = Zn

图 3-17　Cu（Ⅱ）和 Zn（Ⅱ）的含硼卟啉络合物

比森特（Vicente）等致力用于 BNCT 的含有碳硼烷结构单元的卟啉衍生物的合成、化学表征和生物学评估。如图 3-18 所示，卟啉标记的碳硼烷基磷酸二酯、碳硼烷阴离子取代的卟啉、碳硼烷钴卟啉-HIV-1 Tat 48-60 共轭化合物及含有直线型或树枝状多肽的碳硼烷取代的卟啉共轭化合物都被用于评估血脑屏障渗透性、肿瘤细胞的吸收和细胞毒性。上述衍生物和共轭化合物能够被 T98G 细胞充分吸收，并使用荧光显微镜检测。但是，上述化合物在体外表现出相对较低的血脑屏障渗透性，可能是由于它们的疏水性高、分子量大，以及在溶液中易发生聚集。为了进一步提高碳硼烷衍生物的渗透性，他们对含有碳硼烷结构单元的硼二吡咯类化合物（BODIPY）开展一系列研究。通过亲核取代反应或铃木交叉偶联反应，BODIPY 能够与一个或两个邻位或对位碳硼烷簇发生反应。在活细胞中，荧光探测能够用于检测图 3-18 中所示的衍生物。实验表明，这个化合物极易被细胞吸收、含硼量高、细胞毒性低；另外，由于它的血脑屏障渗透性好，所以，容易穿过人脑 hCMEC/D3 单层内皮细胞。由于该化合物分子量小、疏水性好，它的 P_e 值较高。

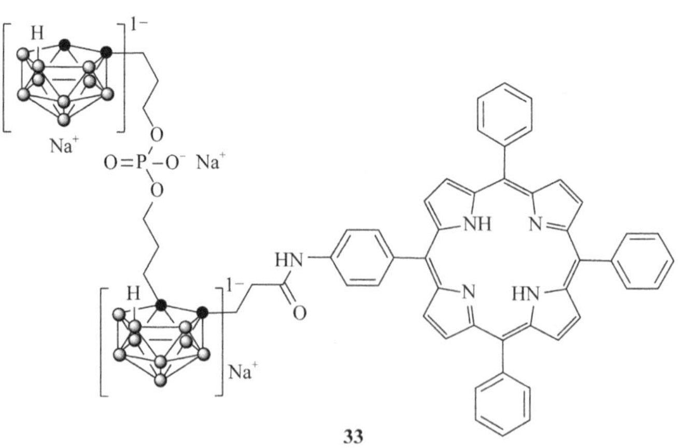

33

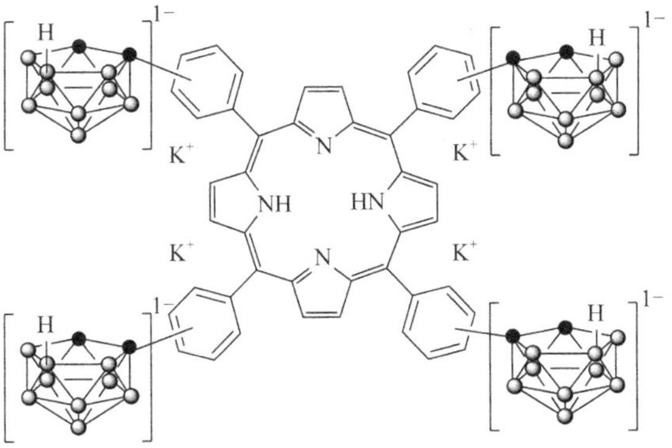

H　$]^{1-}$　H　$]^{1-}$

K^+　N　K^+

NH　HN

K^+　N　K^+

H　$]^{1-}$　H　$]^{1-}$

34 $p\text{-}H_2TCP^{4-}$

$m\text{-}H_2TCP^{4-}$

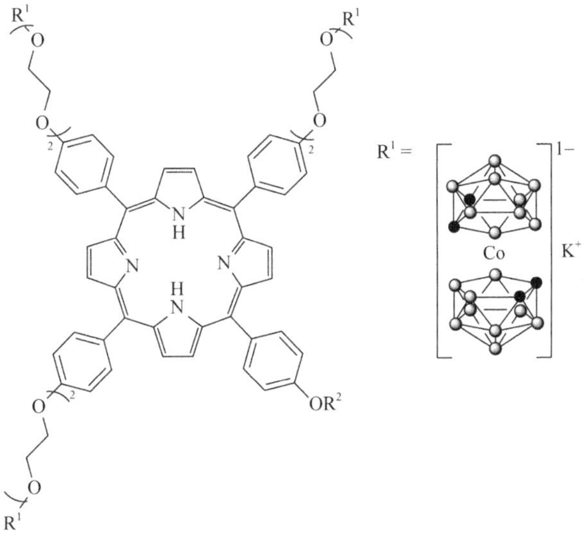

R^1　O　O　R^1

O　2　2　O

N H

$R^1 =$　$]^{1-}$

N　N　Co　K^+

H N

O　2　OR^2

O

O

R^1

35

$R^2 = CH_2CONH(CH_2CH_2O)_7CH_2CH_2NHCOCH_2OCH_2CONHGRKKRRQRRRPPQNH_2$

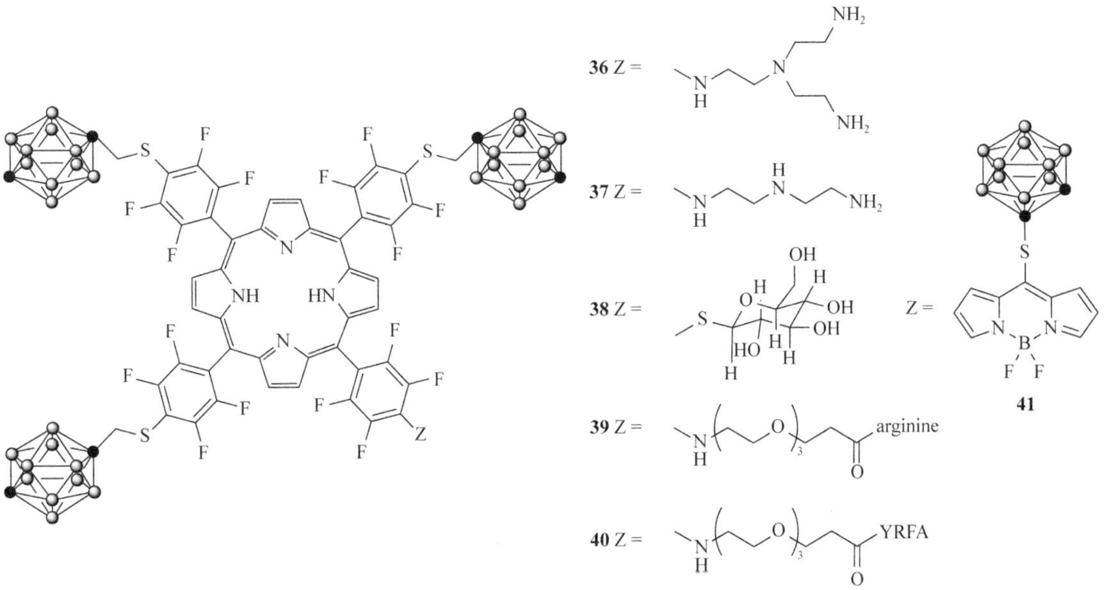

S　F　F　S

F　F

F　F

F　N　F

NH　HN

F　N　F

F　F

F　F

S　F　F　Z

36 Z = N H, N, NH_2, NH_2

37 Z = N H, N H, NH_2

38 Z = S, O, H, OH, H, OH, OH, H, HO, H, H

39 Z = N H, O, 3, O, arginine

40 Z = N H, O, 3, O, YRFA

Z = S, N, B, N, F F

41

图 3-18　含硼卟啉衍生物 **33**～**41**

在评估水溶性 H_2TBP、H_2TCP 和 H_2DCP（图 3-19）在小鼠黑素瘤 B16F1 细胞中的感光性能和富集的位置后，川端（Kawabata）等确定了这些化合物的生物分布及 H_2TBP 和 H_2TCP 作为硼递送试剂时，采用 BNCT 治疗患有 F98 胶质瘤大鼠的疗效。采用对流增强方式或 Alzet^{TM} 渗透泵注射的方式，对患有 F98 胶质瘤的大鼠进行脑内给药，不但能够提高肿瘤内的含硼浓度（36～88mg/g），而且能够在较高浓度水平（62～103 mg/g）维持 24h。在健康大脑中，含硼浓度相对较低（0.8～5.2 mg/g），在血液和肝脏中均未检测到硼元素。与未经治疗或经过放疗的小鼠相比，使用上述化合物进行 BNCT 治疗后，小鼠的 MST 延长。实验结果还表明，当采用静脉注射 BPA 或使用上述化合物提高肿瘤组织内含硼浓度时，经 BNCT 治疗后，小鼠的存活率没有差别。经 BNCT 治疗后，大鼠的脑组织病理学检查表明，大鼠体内出现大量含卟啉的巨噬细胞，这些卟啉化合物同时在细胞外富集，说明卟啉化合物不易被肿瘤细胞吸收，并且在细胞内富集程度较低。这项研究首次证明了含有碳硼烷结构单元的卟啉能够作为硼递送试剂，用于 BNCT 治疗患有脑肿瘤的大鼠。能够在细胞内富集并均匀分布的卟啉衍生物有助于 BNCT 提高疗效，这类化合物的设计、合成和评估将成为今后的研究热点。

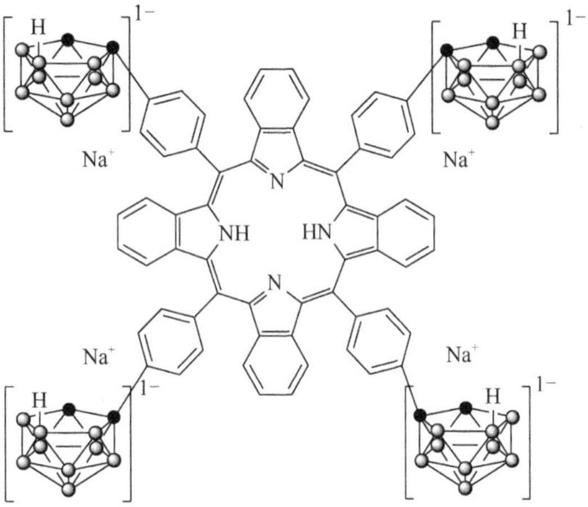

42 H_2TBP 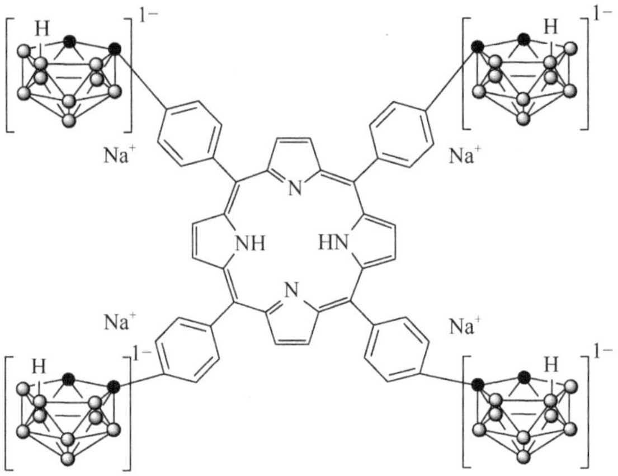　　**43** H_2TCP

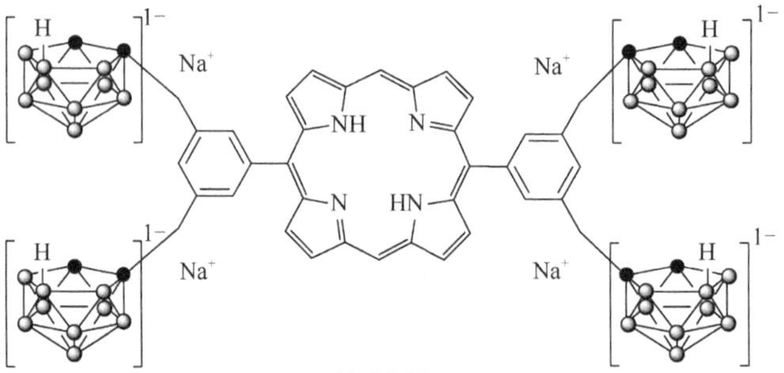

44 H_2DCP

图 3-19　H_2TBP、H_2TCP 和 H_2DCP 的结构

BOPP[tetrakis-carborane carboxylate ester of 2,4-bis-(α,β-dihydroxyethyl)-deuteroporphyrin Ⅸ，图 3-20] 中硼的质量分数为 30%，维亚吉（Viaggi）等将其用于治疗患有不同类型肿瘤的动物。在光动力疗法治疗早期高级胶质瘤的临床 Ⅰ 期试验中，他们评估了 BOPP 的使用剂量、毒性和药代动力学，但疗效一般。上述结果为 BOPP 在 BNCT 中的应用提供了参考。与单独使用 BOPP 或 BPA 相比，BOPP 和 BPA 联合使用时，甲状腺肿瘤对硼的吸收量可达（38～45）$\times10^{-6}$，肿瘤/血液和肿瘤/正常组织中的含硼浓度比分别为 3.8∶1 和 1.8∶1。小泽（Ozawa）等研究了 BOPP 的毒性、生物分布和对流增强给药，当把 BOPP 的注射方式由静

脉注射改为对流增强给药后，荷瘤大鼠肿瘤中的含硼浓度显著提高。另外，Ozawa 等研发了一系列含有多面体碳硼烷阴离子的四苯基卟啉（TABP、TEBP 和 TOBP，图 3-20），并在生物体内测试了这些化合物的生物学特性。

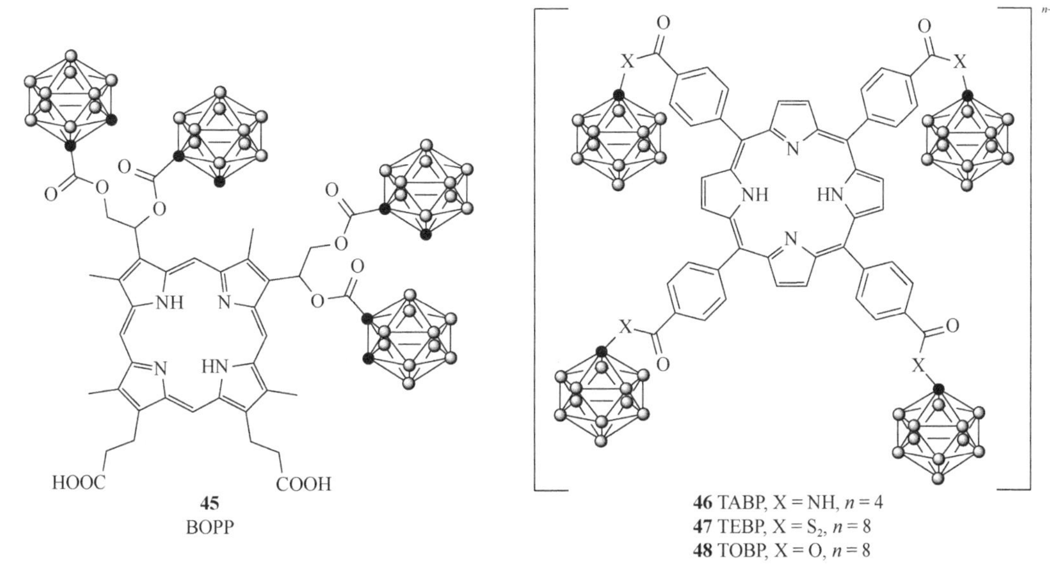

图 3-20　BOPP、TABP、TEBP 和 TOBP 的结构

除了含硼卟啉衍生物和共轭型多肽以外，含硼卟啉的纳米复合物的研究也日益增多。刘志博等将含硼卟啉负载到具有生物相容性的 PLGA-mPEG 胶束上（BPN），并进行了荧光成像、^{64}Cu-PET 成像和生物分布研究。结果表明，肿瘤细胞中含硼量高达（125.17±13.54）×10^{-6}，肿瘤/肝脏、肿瘤/肌肉、肿瘤/脂肪、肿瘤/血液中的含硼浓度比分别为（3.24±0.22）∶1、（61.46±20.26）∶1、（31.55±10.30）∶1 和（33.85±5.73）∶1。作为 BNCT 的示踪型硼递送试剂，BPN 具有良好的应用前景。

4. 肽　多肽能够选择性地与肿瘤细胞中过度表达的受体或转运体有效结合，它作为靶向硼递送试剂有着良好的应用前景。研究表明，多种由含有碳硼烷结构单元的赖氨酸构成的多肽 Car（**49**，图 3-21）能够很好地与相应受体结合，如糜蛋白酶、脑啡肽、缓激肽、血管紧张素Ⅱ和由焦激肽/信息素经生物合成的激活神经肽（PBAN）。在上述多肽中，含有碳硼烷结构单元的丙氨酸被用于替代原多肽序列中的苯丙氨酸，这取决于结合位点能否容纳一个含有碳硼烷结构单元的丙氨酸分子，以及它的疏水程度。

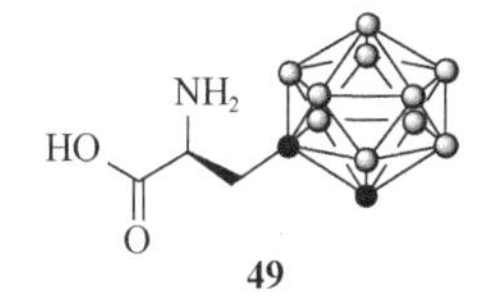

图 3-21　Car 的结构

巴思（Barth）等发现了 EGFR 在高级胶质瘤表面的过度表达，并研发了多种硼与表皮生长因子（EGF）形成的生物共轭化合物。含硼星形树状大分子（BSD）中的巯基与 EGF 衍生物中的马来酰亚胺基团反应，生成含有 960 个硼原子的稳定的 BSD-EGF 生物共轭化合物（**50**，图 3-22）。在给 $F98_{EGFR}$ 和 $F98_{WT}$ 大鼠注射该生物共轭化合物 24h 后，$F98_{EGFR}$ 和 $F98_{FT}$ 大鼠体内的硼元素浓度分别为 21.1 mg/g 和 9.2 mg/g。但是，在肝脏、脾脏、肾脏、大脑和血液中均未检测到硼元素（＜ 0.5 mg/g）。通过大鼠模型，他们进一步证明了 BNCT 的疗效，并且联合使用生物共轭化合物和 BPA 治疗比单独使用 BPA 或生物共轭化合物治疗的 MST 长。研究表明，与肿瘤内直接给药相比，CED 能够更有效地提高含硼共轭化合物的吸收。

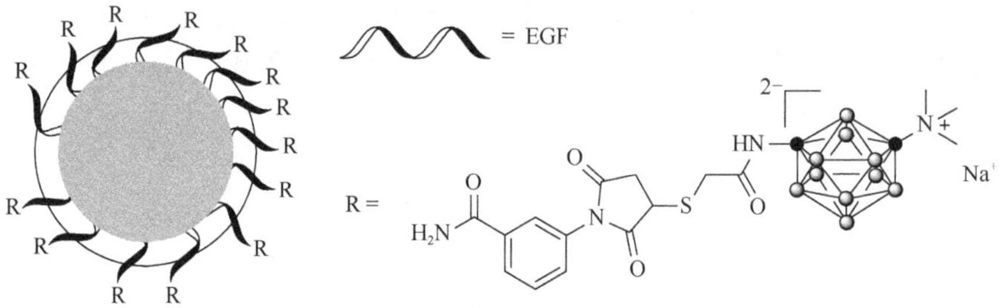

图 3-22 BSD-EGF 生物共轭化合物

血管内皮生长因子受体（VEGFR）能够在肿瘤新生血管中高度或过度表达。因此，巴克尔（Backer）等开发了血管内皮生长因子（VEGF）含硼树状大分子共轭化合物，经近红外 Cy5 染料标记后，用于体内和体外生物共轭化合物的成像。生物共轭化合物 VEGF-BD/Cy5 对 HEK293 细胞未表现出毒性，它与 VEGFR-2 的结合及激活与 VEGF 的类似。在 4 只患有 T1 肿瘤的小鼠体内，VEGF-BD/Cy5 选择性地富集在血管生成最活跃的周边区域。但是，有关 VEGF-BD/Cy5 研究的最新进展还未见报道，肿瘤内皮细胞中的硼元素浓度和经 BNCT 治疗后对 MST 的影响尚不明确。

神经肽 Y（NPY）由 36 个氨基酸组成，是大脑中含量最多的神经激素之一。NPY 能够与 Y 受体（共有四种亚型，分别是 Y_1、Y_2、Y_4 和 Y_5）有效结合，其中，hY1 受体亚型在原发性人乳腺肿瘤中的发生率为 85%，在淋巴结转移肿瘤中的发生率为 100%。由于 NPY 对其受体具有很强的亲和力，所以，研发了一系列含硼 NPY 共轭化合物作为硼递送试剂。阿伦斯（Ahrens）等研发了含有碳硼烷结构单元的 NPY 及其衍生物。NPY 衍生物 $[F^7,P^{34}]$-NPY 能够与 hY1 受体优先结合。含有碳硼烷结构单元的 *L*-赖氨酸与 $[F^7, P^{34}]$-NPY 结合得到化合物 **51**（图 3-23），引起相应亚型细胞发生选择性内化。另外，弗兰克（Frank）等试图将其他硼簇化合物与 $[F^7,P^{34}]$-NPY 结合，来开发更先进的硼递送试剂。他们将含有钴离子的咪唑鎓盐结构单元引入 $[F^7,P^{34}]$-NPY 中，得到化合物 **52**（图 3-23），该化合物仍然能够选择性地激活和促进 hY1 受体的内化。但是，共轭化合物中钴的毒性测试尚未见报道。由于 NPY 的制备过程复杂且生产成本高，霍夫曼（Hofmann）等尝试通过碳硼酰化修饰 NPY 的截断的 C 端，从而确保产物的性质与 NPY 的相似。近来，沃尔姆（Worm）等报道了通过固相多肽合成，最多能够将 80 个硼原子引入 hY1R 的良好配体 $[F^7,P^{34}]$-NPY 中。为了便于合成这些共轭化合物，他们采取分步策略。另外，为了确保共轭化合物良好的溶解性，他们构建了双脱氧半乳糖基碳硼烷结构单元，其中，每个碳硼烷有 8 个羟基。因此，hY1R 的靶向 $[F^7,P^{34}]$-NPY 共轭化合物保持了较高的受体活性，同时能够被表达 hY1R 的细胞选择性吸收，并保持了自身较低的细胞毒性。

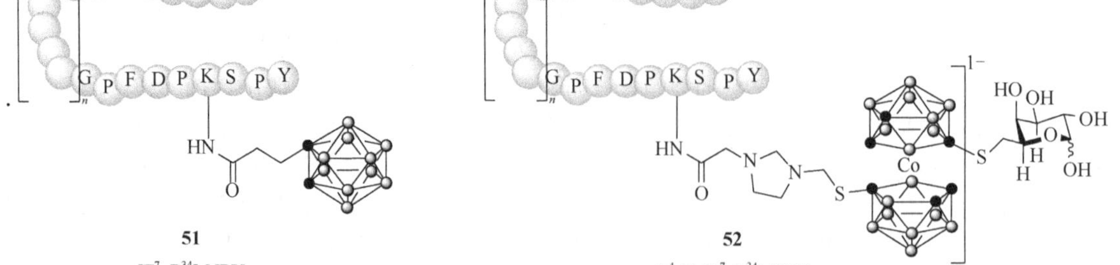

图 3-23 $[F^7,P^{34}]$-NPY（**51**）和 K^4-N-$[F^7,P^{34}]$-NPY（**52**）的结构

作为寡肽转运载体的肽转运载体 1（PepT1）在多种肿瘤中被高度表达，能够作为理想的生物

标志物和治疗靶点。宫部（Miyabe）等利用 PepT1，将硼元素选择性地运送到肿瘤细胞中。含有 BPA 和酪氨酸的二肽（**53** 和 **54**，图 3-24）通过 PepT1 转运至 AsPC-1 细胞内。3h 后，AsPC-1 小鼠的肿瘤/血液的硼元素浓度比为（2.00±0.09）：1。

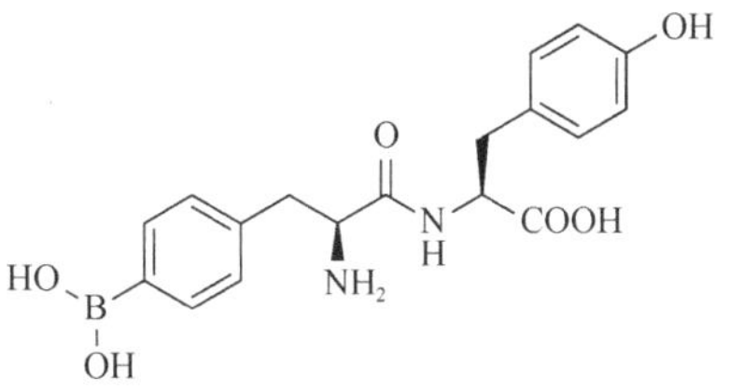

53
BPA-Tyr

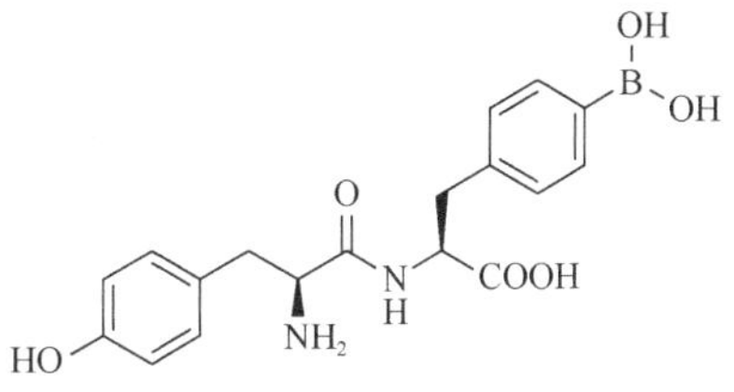

54
Tyr-BPA

图 3-24　化合物 **53** 和 **54** 的结构

精氨酸-甘氨酸-天冬氨酸（Arg-Gly-Asp，RGD）能够与整合素 $\alpha_v\beta_3$ 发生特异性结合；由于整合素 $\alpha_v\beta_3$ 能够在增殖内皮细胞和肿瘤细胞上发生特异性表达，所以，它是整合素中的最佳靶点。Cyclo-(RGDfV) 是首个具有高选择性和高活性的拮抗剂，分别在 c(RGDfK) 和 c(RGDfC) 的赖氨酸或半胱氨酸残基上引入了氨基或巯基。基穆拉（Kimura）等将 c(RGDfK) 与 BSH 或碳硼烷（1,2-dicarba-*closo*-dodecarborane）联结起来，合成了一系列偶联物（**55**～**57**，图 3-25）。结果表明，化合物 **57** 比 c(RGDfK) 单体更容易被肿瘤细胞吸收，并且能够在细胞内长时间保留。体内试验结果表明，与 BSH 相比，肿瘤对化合物 **57** 的吸收具有剂量依赖性，并且在体内的保留时间更长。另外，增永（Masunaga）等证明了化合物 **57** 在中子束照射下比 BSH 的放射增敏作用要强。

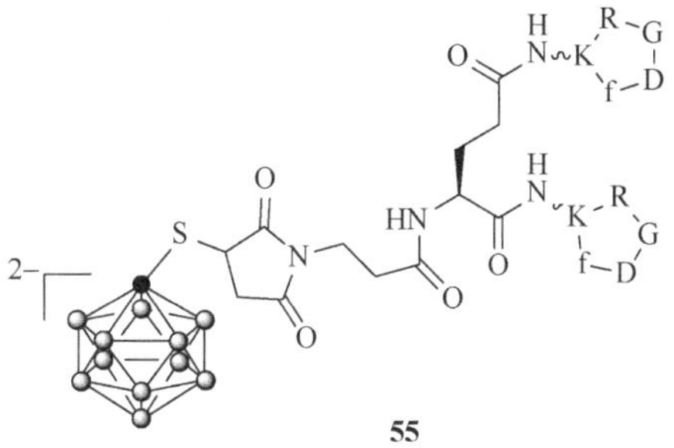

55 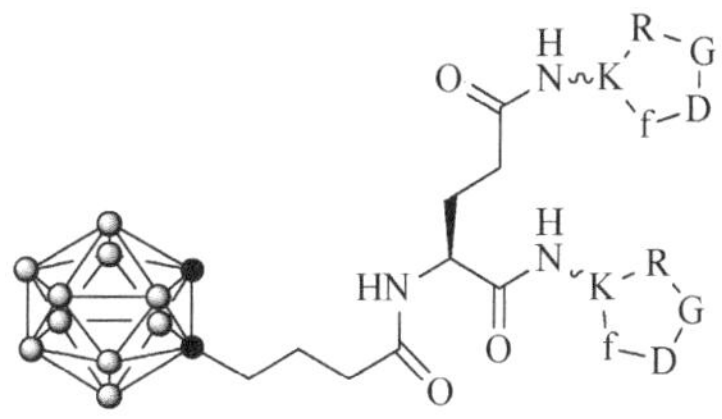　**56**

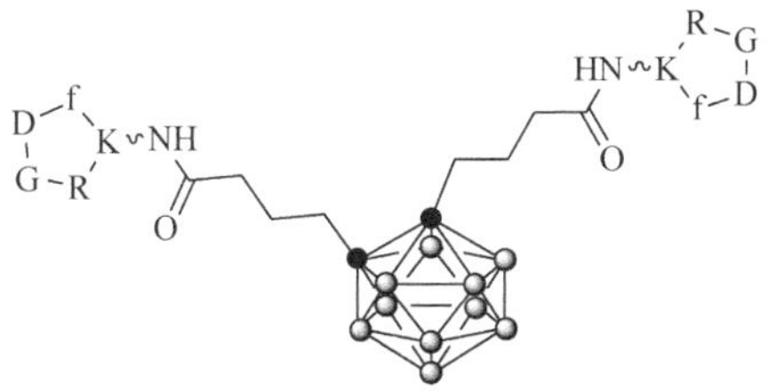

57

图 3-25　碳硼烷偶联物 **55**～**57** 的结构

BSH 穿透细胞膜的能力较差，而带正电荷的穿膜肽（CPP）具有较高的转导效率和较低的细胞毒性。因此，将 BSH 与 CPP 接枝形成树状大分子多肽可克服 BSH 通透性差的问题。道上（Michiue）等将 8BSH 与多聚精氨酸偶联起来，合成了共轭化合物 8BSH-11R（**58**，图 3-26）。将化合物 **58** 注射到 U87 delta EGFR 裸鼠体内后，该化合物在肿瘤和外周肿瘤区域富集。经中子照射 30min 后，化合物 **58** 对胶质瘤的杀伤作用明显高于 BSH。为了改进硼递送试剂，井口（Iguchi）等将 BSH 与短链精氨酸肽联结起来，得到 BSH-3R（**59**，图 3-26）。然后，用 ^{64}Cu 标记化合物 **59**，得到了放射性示踪剂 [^{64}Cu]BSH-3R-DOTA（**60**），通过 PET 成像分析其在颅内脑肿瘤模型中的生物分布。体外和体内试验结果表明，带有短链精氨酸结构域的化合物**60**能够透过胶质瘤细胞的细胞膜；在注射6h和24h后，化合物**60**的肿瘤/脑比值分别为15.5∶1和8.2∶1。

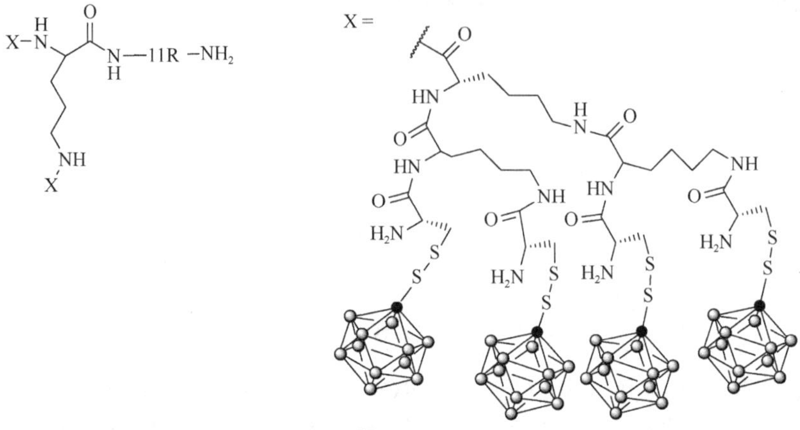

58

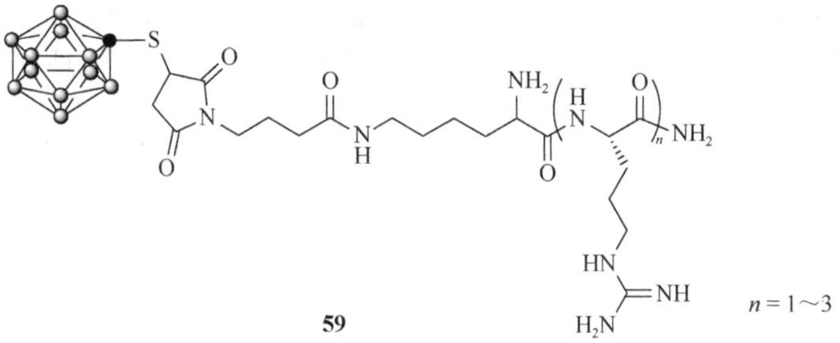

59

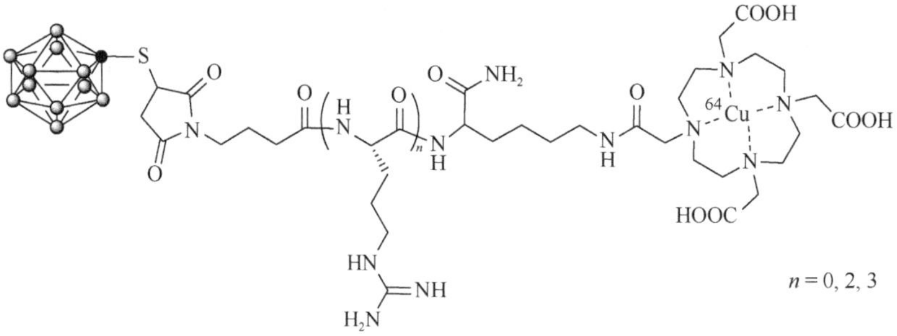

$n=1\sim3$

60

$n=0, 2, 3$

图3-26 8BSH-11R（**58**）、BSH-3R（**59**）和[^{64}Cu]BSH-3R-DOTA（**60**）的结构

5. 抗体 由于单克隆抗体（monoclonal antibody，mAb）能够识别与肿瘤相关的单抗原决定簇，所以，作为大分子递送试剂的含硼单克隆抗体早已被广泛研究。自1989年以来，巴思（Barth）等一直致力于将EGFR单克隆抗体用于BNCT。西妥昔单抗（商品名：艾比特思，IMC-C225）已获批用于治疗EGFR阳性复发性结肠癌。将西妥昔单抗与硼化聚酰胺-胺树形分子联结起来，得到生物共轭化合物BD-C225（**61**，图3-27）。体内试验结果表明，BD-C225能够被$F98_{EGFR}$胶质瘤细胞吸收，并在肿瘤细胞内驻留（胶质瘤中硼元素含量为77.2 μg/g，正常脑组织和血液中未检测到硼元素）。研究者将西妥昔单抗与马来酰亚胺-聚乙二醇-胆固醇脂质体联结起来，可增强$F98_{EGFR}$胶质瘤细胞对药物的吸收。作为$EGFR_V$ Ⅲ的特异性单克隆抗体，L8A4与含有硼簇结构单元的聚酰胺-胺树形分子联结后得到BD-L8A4（**62**）。结果表明，含硼西妥昔单抗和含硼L8A4能够作为BNCT的硼递送试剂，用于治疗患有EGFR野生型胶质瘤或表达$EGFR_V$ Ⅲ的胶质瘤的大鼠。同时使用上述两种共轭化合物能够通过BNCT治疗患有复合胶质瘤（含有EGFR和$EGFR_V$ Ⅲ突变基因）的大鼠。Yang等证明，与单独使用西妥昔单抗或L8A4相比，同时使用上述两种共轭化

合物时，药物吸收、硼元素浓度和MST存在显著差异。由此可见，同时使用低分子量和高分子量的硼递送试剂，很有可能成为治疗复合肿瘤的潜在选择。

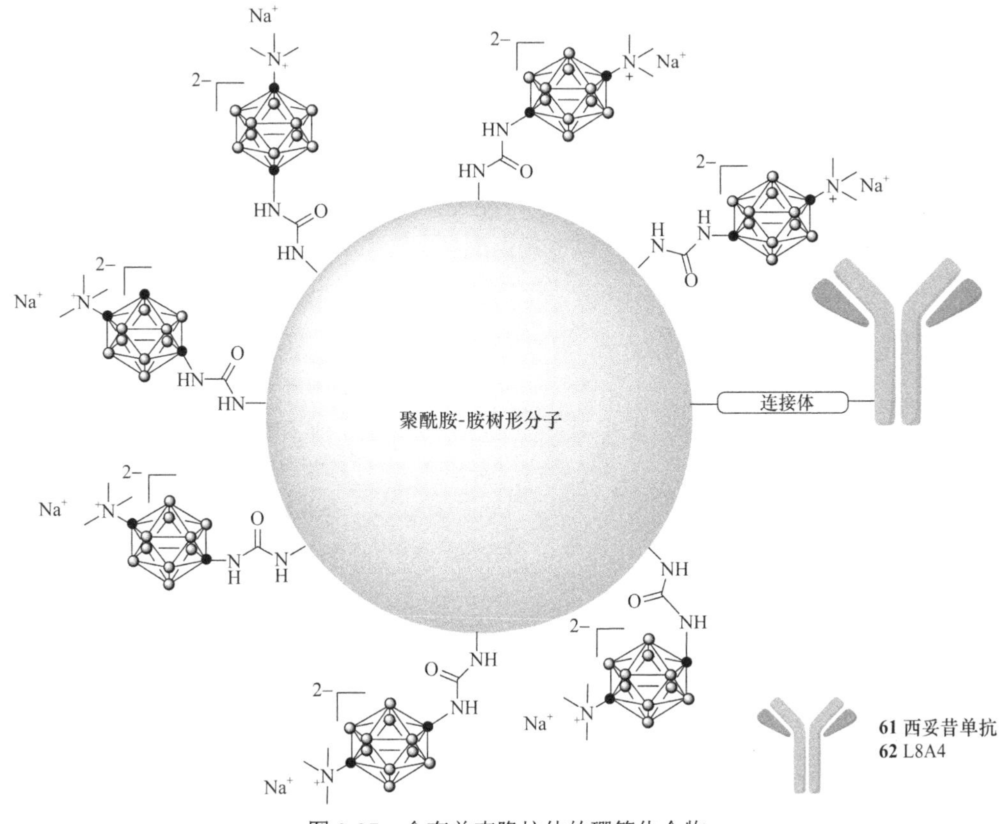

图3-27　含有单克隆抗体的硼簇化合物

综上所述，小分子、肽和抗体等作为BNCT的硼递送试剂表现出良好的应用前景。如表3-2所示，小鼠实验结果表明，与BPA或BSH相比，某些递送试剂的肿瘤/正常组织的硼浓度比更高，但在用于BNCT前，还需要研究这些新型递送试剂的毒性和生物分布。

（二）基于纳米材料的药物递送系统

纳米材料的尺寸、物理化学性质和光学性质十分独特，并且它们能够与多个肿瘤靶点结合，具有多功能性，在新型硼元素递送系统研发方面，纳米材料受到广泛关注。与传统的小分子化合物相比，纳米材料具有EPR效应或主动靶向能力，它能够向肿瘤组织中递送高剂量的硼元素，其中只有少量的硼元素被周围的正常组织吸收。所以，合成了多种含硼量高的纳米递送试剂，并尝试用于BNCT。这里将重点关注基于纳米材料的硼元素递送试剂的研发进展。

1. 树枝状聚合物　由于树枝状聚合物毒性低、具有反应活性的末端基团多及能够与靶向功能基团结合，所以，这类聚合物在药物递送和成像领域具有良好的应用前景。目前，关于与树枝状聚合物结合的肿瘤靶向分子在BNCT中的特异性已有报道，如EGF、叶酸和VEGF已被用于靶向树枝状聚合物，并能够改善硼元素的靶向转运。Barth等将含硼量较高的聚酰胺胺（PAMAM）树状大分子与抗EGFR单克隆抗体西妥昔单抗结合，作为BNCT的硼递送试剂。经肿瘤内直接给药，该化合物能够靶向患有$F98_{EGFR}$胶质瘤大鼠的EGFR。另外，舒克拉（Shukla）等用叶酸修饰含有聚乙二醇结构单元的硼化PAMAM树状大分子，通过降低与单核吞噬细胞系统有关的网状内皮系统对该化合物的吸收，达到BNCT所要求的硼元素浓度。

巴克尔（Backer）等使用与VEGF结合的硼化PAMAM树状大分子来靶向VEGFR，提高了新生肿瘤血管对它的吸收。帕罗特（Parrott）等合成了含硼量较高的聚酯树状大分子，并在这个分子内部填充了 16 个碳硼烷，从而提高了向肿瘤部位递送含硼树枝状大分子的效率。这些树枝状大分子用途极为广泛，能够充分控制碳硼烷结构单元的数量，以及整个分子的溶解度和位置。研究表明，这些树状大分子有可能成为 BNCT 的硼递送试剂。在其他研究中，碳硼烷结构单元还被接入到树状结构中，从而优化含硼树状大分子向肿瘤细胞的递送能力。

表 3-2　BNCT 中使用小分子或抗体的硼药递送系统

硼药	肿瘤/血液中硼药浓度比	肿瘤中硼药浓度[a]	肿瘤模型
BPA[b]	2～3	33.6～99	恶性胶质瘤等
BSH[b]	2～3	17～40	恶性胶质瘤等
BPA-果糖[b]	2～3	15.2～33.7	多形性胶质母细胞瘤等
cis-ABCPC	16.4	16.4±9.0	黑色素瘤小鼠模型
	3.9	26.2±9.7	F98 神经胶质瘤大鼠模型
N5-2OH	-	16.2±2.3	F98 神经胶质瘤大鼠模型
	-	39.8±10.8	L929 裸鼠模型
	-	27.6±9.5	RG2 神经胶质瘤大鼠模型
CuTCPH	＞100	62±10	EMT-6 小鼠模型
ZnTCPH	＞100	137±59	EMT-6 小鼠模型
H2TBP	175.25	61.9±16.4	F98 神经胶质瘤大鼠模型
H2TCP	100.91	102.9±26.3	F98 神经胶质瘤大鼠模型
BOPP	1853.4	518.95±98.46	9L 大鼠脑瘤模型
BPN	33.85±5.73	125.17±13.54	4 T1 小鼠模型
BSD-EGF 生物共轭化合物	＞100	21.1±4.2	$F98_{EGFR}$ 神经胶质瘤大鼠模型
BPA-Try	2.00±0.09	7.29±0.31	AsPC-1 小鼠模型
[^{64}Cu]BSH-3R-DOTA[c]	2.8	2.97	U87 DEGFR 肿瘤小鼠模型
BD-C225	＞100	77.2±14.8	$F98_{EGFR}$ 神经胶质瘤大鼠模型
BD-L8A4	＞100	32.7±3.6	$F98_{npEGFR_{VIII}}$ 神经胶质瘤大鼠模型

a. BPA、BSH 和 BPA-果糖的硼药浓度指的是患者血液中的硼药浓度。

b. 硼药浓度指的是 ^{10}B 或硼的天然同位素的浓度。

c. 硼药浓度由 PET 成像测定，单位是 %ID/cc。

2. 脂质体　是一种无毒、通用、小型球状纳米载体，由胆固醇和天然无毒的磷脂组成。由于脂质体可以通过滞留效应在大多数肿瘤中被动积累，所以，有关利用这些载体将高剂量的硼试剂特异性地递送到肿瘤组织的研究，已经得到广泛关注。霍索恩（Hawthorne）等证明，硼烷水解产生的稳定阴离子 $B_{20}H_{18}^{2-}$，其普通结构和光异构体的可溶性钠盐能够被包裹在脂质体中。脂质体阻止了硼烷离子进入血液中，从而提高了硼元素的肿瘤/血液浓度。1994 年，Hawthorne 等进一步证明，氨衍生物 $Na_3[B_{20}H_{17}NH_3]$ 通过脂质体递送到肿瘤组织，能够提高肿瘤中的硼元素浓度，达到治疗水平，并且能够长时间驻留。随后，富泽（Tomizawa）等发现，免疫脂质体能够有效地将 BSH 递送到过度表达 EGFR 的胶质瘤细胞中，并抑制其生长。此外，通过带有抗 EGFR 抗体的镍-脂质体与 BSH 结合，能够合成上述免疫脂质体，并将蛋白质 A（ZZ）的抗体亲和支架作为适配器。李（Lee）等还研发了西妥昔单抗免疫脂质体，作为 EGFR（+）胶质瘤细胞的靶向硼递送试剂，利用一种特殊的胆固醇参与的膜锚定（马来酰亚胺-聚乙二醇-胆固醇），将西妥昔单抗与脂质体联结起来，合成了该免疫脂质体。与非靶向的人类免疫脂质体相比，当使用西妥昔单抗免疫脂质体时，EGFR（+）胶质瘤细胞吸收的硼元素的量提高了约8倍。另外，通过与其他肿瘤靶向配体（EGF、铁传递蛋白和叶酸）结合，合成了多种脂质体，作为BNCT的靶向硼递送试剂。

阳离子脂质体作为生物分子的载体，能够延长其在靶标中的驻留时间，并被广泛用于靶向细胞核。据报道，阳离子脂质体能够作为BNCT的硼载体。马丁尼（Martini）等将BPA插入到混合阳离子脂质体中，用于BNCT，该混合阳离子脂质体由DOTAP（1,2-dioleoyl-3-trimethylammonium-propane）正离子和DOPE（1,2-dioleoyl-sn-glycero-3-phosphoethanolamine）两性离子组成。里斯托里（Ristori）等以较高的摩尔分数将乳糖基碳硼烷和葡糖基碳硼烷负载到阳离子脂质体（DOTAP/DOPE）上。

另外一种延长用于BNCT的脂质体在肿瘤细胞中的驻留时间的有效方法是，将包埋的含硼化合物与聚乙二醇结合的脂质体连接起来（^{10}B-聚乙二醇-脂质体）。采用逆相蒸发法和挤压法，以DSPE（distearoyl phosphatidylethanolamine）和PEG-OSu（polyethylene-glycol succinimidyl succinate）为原料制备脂质体。体内试验结果表明，含硼化合物^{10}B-聚乙二醇-脂质体在肿瘤细胞内的驻留时间有所延长，经热中子照射后，能够有效抑制肿瘤生长。纳卡穆拉（Nakamura）等采用“后插入”策略，将荧光标记的碳硼烷脂质（FL-SBL）插入PEG-DSPC脂质体中。在FL-SBL插入后，DSPC脂质体的荧光强度和硼含量都有所提高。

Hawthorne等将单室脂质体与双层膜中的K[*nido*-7-$CH_3(CH_2)_{15}$-7,8-$C_2B_9H_{11}$]（MAC）和水溶液中Na_3[1-(2′-$B_{10}H_9$)-2-$NH_3B_{10}H_8$]（TAC）稳定地结合在一起。他们认为，在双层膜中引入两亲的碳硼烷，能够实现硼元素在肿瘤中选择性的大量累积。2013年，Hawthorne等又合成了一种含硼量较高的脂质体，该脂质体由亲脂性的碳硼烷（双层膜）和亲水性的多面体硼烷阴离子组成。结果表明，该脂质体能够有效地将硼元素递送到小鼠的EMT6肿瘤中，肿瘤中的硼浓度高达67.8 μg/g，并且BNCT能够有效抑制小鼠体内肿瘤的生长。2014年，Hawthorne等将这种含硼量较高的单层脂质体用于仓鼠颊囊口腔癌的BNCT治疗。结果表明，经过4周治疗，整体肿瘤反应约为70%。继续使用这种脂质体反复进行BNCT治疗，分别间隔4周、6周或8周，整体肿瘤反应可达到70%～88%，完全反应范围为37%～52%。2017年，Hawthorne等又将这种含硼量较高的脂质体用于小鼠CT26结肠癌的BNCT治疗。与治疗小鼠EMT6荷瘤相比，肿瘤反应更加显著，并表现出剂量依赖性。

3. 聚合物纳米粒子　由于聚合物纳米粒子的制备方便、稳定性高、水溶性好及在肿瘤部位易于累积，已有很多聚合物纳米粒子被用作药物纳米载体，如由不同比例的丙烯酰胺组成的含硼阳离子共聚物已被用作硼酸递送试剂。但是，阳离子共聚物会引起一些严重的副作用，如诱发细胞坏死和炎症。在另一项研究中，由PLMB[poly(ethylene glycol)-*b*-poly(*L*-lactide-*co*-2-methyl-2(2-dicarba-*closo*-dodecarborane)propyloxycarbonyl-propyne carbonate]组成的碳硼烷共轭两亲共聚物（DOX@PLMB），被用于选择性的同时将多柔比星（doxorubicin，DOX）和硼原子递送到小鼠的肿瘤部位。由于碳硼烷和聚合物主链之间形成了共价键，DOX@PLMB纳米粒子能够控制碳硼烷向血液中的渗漏。另外，由于多柔比星和碳硼烷之间的二氢键，在生理条件下，多柔比星也受到保护，避免受到突释效应的影响。严格来讲，在不减少患者体重的前提下，DOX@PLMB能够有效地抑制肿瘤生长。

由于聚乙丙交酯（PLGA）具有良好的生物相容性和生物降解性，是一种优良的药物载体，尤其是用于治疗皮肤癌和肺癌。与PLGA相比，涂有聚（*L*-丙交酯-乙交酯）（PLLGA）的纳米粒子能够降低药物的突释效应，并延长药物释放时间。所以，学界推测，PLLGA纳米粒子可能比PLGA系统更适合作为癌症治疗的药物载体。通过研究PLLGA纳米粒子对BNCT中硼递送的影响，结果表明，100 nm的PLLGA纳米粒子可以选择性将硼元素递送到肿瘤部位，在给药后8h，肿瘤内硼的浓度达到（113.9±15.8）μg/g。另外，与碳硼烷-白蛋白结合物相比，使用PLGA7510和PLLG-A7510纳米粒子给药，肿瘤内的硼浓度分别提高了1.7～3.2倍和3.5～4.2倍。在Shi等的另外一项研究中，将含硼卟啉包裹在生物相容性的PLGA-mPEG[Poly(lactide-co-glycolide)-monomethoxy-poly(polyethylene-glycol)]共聚物中，形成了含硼卟啉纳米复合物。在这个系统中，卟啉作为PET成像中^{64}Cu的螯合剂、荧光成像探针和BNCT的治疗性硼递送载体，该策略被成功用于成像引导 BNCT。利用这个方法，通过 PET 或光学成像能够准确观测到恶性肿瘤的位置。另外，含硼卟啉纳米复合物能够用于评估硼元素在肿瘤内的积累和硼元素的肿瘤/正常组织浓度比。

由于嵌段共聚物能够被肿瘤细胞有效吸收，并在肿瘤部位累积，所以，这类聚合物受到广泛关注，如 PEG-*b*-P(Glu)[poly(ethylene glycol)-*b*-poly(glutamic acid)] 通过二硫键与 BSH 偶联，形成 PEG-*b*-P(Glu-SS-BSH)。细胞对 PEG-*b*-P(Glu-SS-BSH) 的吸收显著增强，与 BSH 单独使用相比，24h 后肿瘤部位的硼的浓度提高了 5 倍。PEG-*b*-P(Glu-SS-BSH) 能够有效地将硼原子递送到患有结肠癌的 BALB/c 小鼠的肿瘤部位，肿瘤中硼的浓度可达 70～90 μg/g，肿瘤/血液的硼浓度比为 20∶1。黄（Huang）等合成了一种含硼两嵌段共聚物 Bpin-PLA-PEOz，它由含硼基团（频那醇硼酸酯，Bpin）、可生物降解的 PLA[Poly(*D*,*L*-lactide)] 和水溶性聚电解质 PEOz[Poly(2-ethyl-2-oxazoline)] 组成。他们认为 Bpin-PLA-PEOz 是一种理想的含硼载体。米冈（Yoneoka）等用 poly(NIPAAm)[Poly(*N*-isopropylacrylamide)] 合成了一种新型热敏性含硼两嵌段共聚物，每个粒子中含有 2.5×10^4 个硼原子。这种可控性良好的共聚物（约 80 nm）由含硼量较高的纳米核胶束与疏水的核-壳纳米粒子组成，它们都具有水分散性。由于这个两嵌段共聚物具有滞留效应，以及肿瘤组织具有疏水性，该共聚物作为 BNCT 中的硼纳米载体有着良好的应用前景，但是，该共聚物的递送效率仍有待进一步研究。

在 BNCT 治疗期间，γ 射线能够导致产生大量的活性氧，并引发炎症。因此，可以通过降低 BNCT 产生的活性氧来抑制活性氧引起的不良反应。长崎（Nagasaki）等合成了含有硼簇的氧化还原纳米粒子，由 BSH、带正电荷的聚合物和氧化还原反应基团通过静态相互作用构成。这种新型纳米粒子能够有效消除活性氧，延长药物的血液循环时间，提高药物在肿瘤区域的积累，延长硼原子在肿瘤组织中的驻留时间，抑制肿瘤生长。

4. 磁共振成像可探测纳米粒子 在 BNCT 中，磁共振成像可探测纳米粒子利用磁共振成像定位在肿瘤部位。库塔拉（Kuthala）等研发了一种新型的含硼量较高的纳米粒子 ^{10}BSGRF（^{10}B 含量为 96%），该纳米粒子与荧光素异硫氰酸盐标记的 RGD-K 多肽偶联，所得产物能够选择性地将硼原子递送到患有多形性胶质母细胞瘤的小鼠的肿瘤部位，肿瘤部位硼的剂量高达 50.5 μg/g，肿瘤/血液的硼浓度比为 2.8∶1。将 Gd(Ⅲ)-DTPA 复合物负载到 ^{10}BSGRF 纳米粒子的二氧化硅的表面，使 T1-MR 具备成像功能。因此，^{10}BSGRF 纳米粒子具备了良好的荧光性能和磁性，能够实现双模成像，从而有效反馈和监测 BNCT 的治疗效果。另外，^{10}BSGRF 纳米粒子还便于通过磁共振成像观察肿瘤生长。在 BNCT 中，磁共振/荧光多模式成像提供了恶性区域的准确定位信息，^{10}BSGRF 纳米粒子对小鼠的脑肿瘤还表现出良好的抑制活性。

由于无机纳米粒子易于合成，合成方法多样，便于结构修饰，并且能够控制尺寸、形状和表面性质，近年来，这类分子的发展迅速。通过利用无机纳米粒子本身的电子、光学和磁性功能，这类多模态的纳米粒子已被用于成像、药物递送和治疗检测。

5. 氮化硼和碳纳米管 自 1991 年首次发现以来，碳纳米管受到广泛关注，并且已成为生物医药领域的重要纳米材料。朱（Zhu）等将单壁碳纳米管连接到取代的碳硼烷笼（C_2B_{10}）上，并首次在 BNCT 中使用。他们认为，经修饰的单壁碳纳米管具有肿瘤特异性，能够被 EMT6 肿瘤细胞优先吸收。但是，水溶性和细胞毒性是单壁碳纳米管面临的挑战。与碳纳米管类似，氮化硼纳米管受到越来越多的关注。氮化硼纳米管是碳纳米管的结构类似物。含硼量较高的氮化硼纳米管（含硼量约为 50%）相当于每根纳米管中有成百上千个硼原子。与碳纳米管相比，氮化硼纳米管具有良好的化学稳定性和热稳定性。另外，氮化硼纳米管还具有良好的抗氧化能力和生物相容性。乔法尼（Ciofani）等研发了叶酸偶联的 PLL-BNNT（F-PLL-BNNTs），这是一种具有聚-*L*-赖氨酸涂层的氮化硼纳米管，同时有含有叶酸和荧光探针（量子点）两种功能基团。这类氮化硼纳米管能够作为肿瘤靶向配体，选择性地向多形性胶质母细胞瘤递送大量的硼原子。纳卡穆拉（Nakamura）等使用 DSPE-PEG2000[methoxy-poly(ethyleneglycol)-1,2-distearoylsn-glycero-3-phosphoethanolamine] 修饰氮化硼纳米管，得到了 BNNT-DSPE-PEG2000，它在黑色素瘤细胞中累积量是约为 BSH 的 3 倍，在 BNCT 中，它还表现出比 BSH 更高的抗肿瘤活性。

6. 介孔二氧化硅纳米粒子 由于介孔二氧化硅纳米粒子生物相容性高、粒子直径可控、化学稳定性好、比表面积高且表面易于修饰，它已成为特异性药物递送的通用载体。近来，介孔二氧化硅纳米粒子在 BNCT 中的应用受到广泛关注。林俊龙等认为作为 BNCT 的硼递送试剂，与 BSH 相比，多功能介孔二氧化硅纳米粒子 T-Gal-B-Cy3@MSN 能够将高浓度（40～50 倍）的硼递送到肿瘤中，BNCT 疗效更好。通过疏水性介孔与外表面的氨基反应合成了 T-Gal-B-Cy3@MSN，它还含有大量碳硼烷结构单元（每个介孔二氧化硅纳米粒子中硼的质量分数约为 60%）。在 T-Gal-B-Cy3@MSN 氨基的旁侧引入三价半乳糖基配体和荧光染料，从而实现细胞靶向和成像。高晓冬等将含有介孔二氧化硅的氮化硼纳米球与叶酸结合，得到了 BNMS-FA，其中，叶酸能够被 MCF-7 和海拉细胞通过叶酸受体参与的内吞作用内化，实现肿瘤靶向。

然而，介孔二氧化硅纳米粒子在药物递送领域的应用仍存在挑战。例如，由于多功能介孔二氧化硅纳米粒子通过药物释放和生物成像能够实时监测组织靶向，所以，对这类新型多功能介孔纳米二氧化硅粒子的需求越来越大。虽然，已有部分研究涉及多功能介孔二氧化硅纳米粒子，但是，它的功能化和修饰策略仍然有限。另外，介孔纳米二氧化硅粒子的细胞毒性和细胞吸收与其粒径、形状、表面电荷、官能团及给药途径有关。唐芳琼等的研究表明，110 nm 的介孔二氧化硅纳米粒子能够导致皮下或肌内注射部位发炎。因此，有必要对介孔二氧化硅纳米粒子的毒性进行全面研究。

7. 金纳米粒子 由于金纳米粒子表面功能可控、毒性低、尺寸小和生物相容性好，作为潜在的药物载体，金纳米粒子近年来受到广泛关注。实际上，金纳米粒子已被广泛用于成像、疾病诊断和治疗。恰尼（Ciani）等认为含有碳硼烷结构单元的金纳米粒子具有良好的生物相容性，并且能够将硼原子富集到肿瘤靶点。实验结果表明，BSH 与 $HAuCl_4$ 原位反应形成金纳米粒子，能够穿透大多数细胞膜。曼达尔（Mandal）等的研究表明，金纳米粒子的表面经多层聚电解质、FITC、苯硼基丙氨酸和叶酸修饰后，得到的多功能金纳米粒子能够在过度表达叶酸受体的癌细胞中特异性内化。王雪梅等提出，将碳硼烷氨基衍生物引入通过自组装形成的荧光金纳米簇中，形成的 GNCs-CB 能够特异性地在肿瘤部位累积，并能够对癌细胞进行有效的定量成像，从而降低 BNCT 中对正常组织的损害，提高疗效。

然而，体内试验结果表明，金纳米粒子能够导致非特异性单核吞噬细胞系统的大量累积，这有可能引起由于基因表达变化和肝坏死导致的长期毒性。另外，金纳米粒子表面的官能团对药代动力学有重要影响。经表面修饰后，金纳米粒子的流体力学尺寸、表面电荷和反应性发生了变化，影响了其循环半衰期和毒性。由于带有正电荷的金纳米粒子会引起溶血和血小板凝集，这有可能导致全身毒性和被单核吞噬细胞系统（mononuclear phagocyte system，MPS）快速清除。与之相反，带有负电荷的金纳米粒子的循环半衰期较长，中性金纳米粒子的循环半衰期最长。另外，金纳米粒子的尺寸也会影响其循环半衰期。例如，尺寸小于 6 nm 的粒子会被肾脏快速清除，而大于 200 nm 的粒子会被保留在脾脏中。与尺寸在 15～100 nm 的粒子相比，尺寸较小的纳米粒子的清除速率更快。

综上所述，由于金纳米粒子本身在含硼浓度、水溶性和毒性存在缺陷，所以，它在临床转化中作为硼递送试剂时受到限制。因此，有必要继续研究金纳米粒子的潜在毒性、硼递送机制和在 BNCT 中的有效性。

8. 磁性纳米粒子 BNCT 的主要挑战是将硼原子靶向递送至肿瘤部位。除了使用靶向分子外，外部物理作用是另外一种选择，如治疗剂的磁性控制。近年来，磁性纳米粒子已成为靶向药物递送和热疗研究的前沿。管忠礼等将碳硼烷笼连接到改性磁性纳米粒子上，得到的磁性纳米复合材料在外部磁场（1.14T）的作用下可作为肿瘤靶向载体，肿瘤部位的硼浓度高达 51.4 μg（^{10}B/g 肿瘤），肿瘤/血液的硼浓度比为 10∶1。伊奇腾（Icten）等研发了一种核壳纳米系统，由磁性 Fe_3O_4 核与硼和抗坏血酸的络合物组成。利用外部磁场，这类磁性纳米材料能够定位在目标组织中，而不会对正常组织造成严重的损害。纳米复合材料中的硼还能够应用于 BNCT。另外，研究发现基于纳米管的磁性纳米复合材料在较低的磁场强度下就能够被操控。外部磁场决定了用于 BNCT 的磁性纳米粒子在体内的运动，磁场可以驱动磁性纳米粒子到达体内的目标位置。然而，仍有必要研发理想的靶向磁性系统，并开展相关的基础研究，从而推动磁性纳米粒子在BNCT领域的应用转化。

9. BPO_4 纳米粒子 各类能够用于递送硼原子的纳米载体都已被用于 BNCT 领域的研究。如果纳米粒子本身就含有硼元素，就能够避免硼烷或碳硼烷从纳米载体上脱离。另外，还可以对带有靶向部位的纳米粒子表面进行官能化，从而提高肿瘤细胞对它的吸收。因此，由于 BPO_4 廉价及其含硼量在 10% 以上的标准特征，所以，它在 BNCT 中能被有效利用。阿基利（Achilli）等研究表明，叶酸包覆的BPO_4纳米粒子能够被肿瘤细胞有效吸收，并能够有效抑制纳米粒子的副作用。但是，仍需进一步减小 BPO_4 纳米粒子的尺寸，以及改进研磨工艺。

综上所述，基于纳米技术的硼药递送系统可以看作潜在的有效抗癌工具，并能够提高 BNCT 的疗效。这类递送系统能够提高硼元素在肿瘤中的累积量，通过网状内皮组织的拦截延长循环半衰期，从而提高 BNCT 治疗的成功率。在过去几十年中，有机纳米材料（包括树枝状聚合物、脂质体、聚合物纳米粒子和磁共振成像引导纳米粒子）和无机纳米材料（包括氮化硼纳米管、碳纳米管、金纳米粒子和磁性纳米粒子）已被用于 BNCT 中的硼药递送。表 3-3 总结了现有用于 BNCT 的纳米材料，通过对比发现，有机纳米材料，尤其是脂质体，向肿瘤部位递送硼药的量高于无机纳米材料，这表明，脂质体在 BNCT 中具有良好的应用前景。

表 3-3 BNCT 中使用的硼药纳米递送系统

	纳米结构	肿瘤/血液中的硼药浓度比	肿瘤中的硼药浓度（μg/g）	细胞或肿瘤模型
有机纳米材料	PAMAM 树枝状大分子			24JK-FBP 肉瘤
	聚酯树枝状聚合物			
	免疫脂质体		28.36±7.63	U87 神经胶质瘤
	西妥昔单抗免疫脂质体		509.75±148.85	$F98_{EGFR}$ 神经胶质瘤细胞
	转铁蛋白-PEG 脂质体	6	35.5	Colon26 肿瘤
	含有 TAC 和 MAC 的脂质体	1.88		EMT6 肿瘤
	DOX@PLMB			U14 肿瘤
	PLLGA	＞5	113.9±15.8	
	^{64}Cu-BPN PET 成像	33.85±5.73	-	B16-F10 肿瘤
	PEG-b-P(Glu-BSH)	20	70-90	C26 上皮癌
	热敏含硼聚合物（NIPAAm）			
	BNPs	6	5	C26 结直肠癌
	^{10}BSGRF NPs	2.8	50.5	ALTS1C1 脑肿瘤
无机纳米材料	SWCNTs	3.12	22.8	EMT6 肿瘤
	BNNTs			GBM 细胞
	T-Gal-B-Cy3@MSN			HepG2 细胞
	GNCs-CB			移植瘤
	磁性纳米复合材料	10	51.4	BCAP-37 细胞
	BPO_4NP			大肠癌和骨肉瘤细胞

在撰写本书期间，Zhu 等撰写的 *Frontiers in Boron-based Medicinal Chemistry* 已由 World Scientific Publishing Co. 出版，该书详细阐述了有关 BNCT 的新进展，感兴趣的读者可以阅读此书。

（毛麓嘉　高亚男　徐海萍）

第 4 章 糖类传感器

二元醇结构单元普遍存在于糖类中，由于硼酸能够与二元醇发生可逆的结合，所以，可以将其设计并制成糖类传感器。糖在许多生物过程和生物系统中起到重要作用，在医学中，糖（或碳水化合物）的识别不但与糖尿病患者的血糖检测相关，而且，糖已被证明与一系列疾病的病症相关。本章主要探讨与生物医学相关的糖类检测，概述了糖的复杂性，以及对糖实现选择性检测存在的挑战，并阐述了糖类检测器发生荧光的基础和与糖类发生结合的机制，总结了糖类选择性受体的研发。

第1节 概　述

糖类对生命至关重要，在自然界中无处不在。从单糖到低聚糖，这些分子具有多种不同结构，从而保证它们具有不同的功能。葡萄糖是主要的代谢燃料，由植物通过光合作用产生。纤维素是由多个葡萄糖分子的支链连接而成，是植物细胞壁的主要成分；由多个不同糖的单体组成的低聚糖主要用于细胞识别（如血型抗原是糖脂）。糖类在遗传信息存储方面也起着关键作用；五元脱氧核糖是形成 DNA 的多核苷酸骨架的关键成分。氨基糖苷是含有氨基结构单元的糖，具有抗菌活性，是治疗各种细菌感染的首选抗生素。除了生物功能外，糖类还被用于可再生原料聚合材料，作为石油化工燃料的替代品。

糖类固有的化学性质和空间结构十分复杂。甚至结构简单的糖（如葡萄糖）也受环状结构和线性结构之间平衡的影响。*D*-葡萄糖主要以六元环 α-*D*-吡喃型葡糖（38.8%）和 β-*D*-吡喃型葡糖（60.9%）的混合物形式存在（27℃，D_2O）；另外一小部分由五元环 α-*D*-呋喃型葡糖（0.14%）和 β-*D*-呋喃型葡糖（0.15%）组成（图 4-1）。虽然，葡萄糖也能以非环状形式存在，但是，在水溶液中，其含量可以忽略不计（0.0024%）。

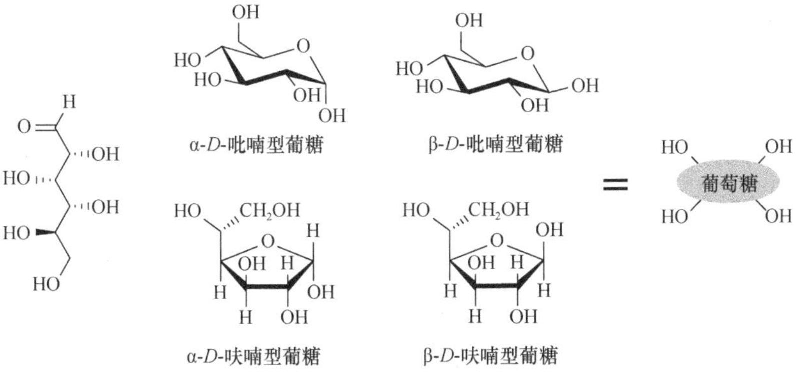

α-*D*-吡喃型葡糖　β-*D*-吡喃型葡糖　α-*D*-呋喃型葡糖　β-*D*-呋喃型葡糖　葡萄糖

图 4-1　*D*-葡萄糖的线性结构和 α-*D*-吡喃型葡糖，β-*D*-吡喃型葡糖，α-*D*-呋喃型葡糖，β-*D*-呋喃型葡糖

当考虑到大分子糖类时，这种固有的性质就更加复杂了（图 4-2），低聚糖具有数量惊人的异构体。二糖（**4**、**5** 和 **6**）、三糖（**7**）和四糖（**8**）分别有 2 个、3 个和 4 个糖单位，通过糖苷键结合。由于糖苷键理论上能在一种糖的异头碳和另一种糖的任一羟基之间形成，所以，由 4 个相同的吡喃型葡糖单元组成的四糖具有 1792 个异构体（**8**）。自然进化产生的生化工具可以精确制造出高度复杂的结构，然而，目前的诊断工具还无法精确识别这样复杂的结构。

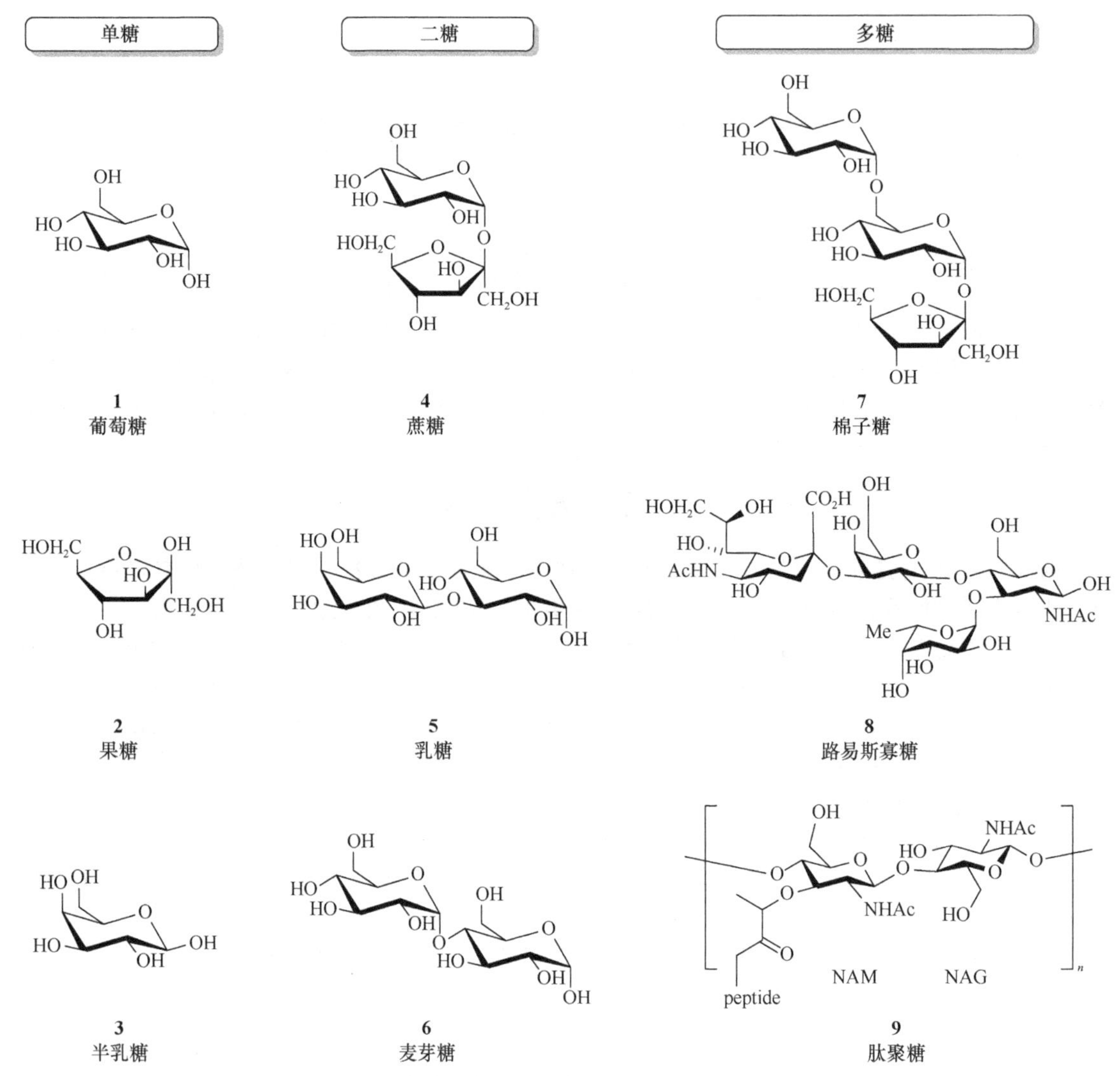

图 4-2 糖的复杂性随着单糖形成高阶结构而增加

单糖的选择性识别和检测富有挑战性，尤其是在各种生物环境和生理环境中，这为获得灵敏度造成了障碍。溶剂在识别区域的竞争，尤其是在水中，为与受体有效的结合造成了热力学和动力学的障碍；另外，其他糖的存在可能会干扰结果。血中葡萄糖浓度通常在 3.5～5.5 mmol/L 内，是血液中含量最高的糖类。远超果糖的浓度，果糖正常血液浓度小于 0.1 mmol/L。

第 2 节 糖的重要性

糖类及其蛋白质结合物在癌症的发展和进展中发挥重要作用。例如，转移性肿瘤通常表现出异常的 *N*-糖基化和转录后 *O*-糖基化，其中单糖能够分别与特定蛋白质的天冬酰胺、丝氨酸或苏氨酸残基发生共价结合。上述与乙二醇相关的反应不仅对我们理解癌症机制非常重要，还提供了检测和监测疾病的方法。路易斯寡糖 X（sLex，**8**，图 4-2）是一种细胞表面四糖，在癌症组织中被过度表达，是发生恶性肿瘤的迹象。随着糖组学领域的进展，聚糖生物标志物在疾病的早期诊断、分层、分期和监测方面发挥越来越多的作用。但是，目前可用于检测、识别和量化这些复杂生物分子的基于抗原的技术成本高、耗时长、困难多。因此，能够快速和廉价地生产这些癌症特异性生物标志物的化学传感器就变得十分迫切。

除动物界外，糖类对细菌、病毒和真菌的生理和病理过程至关重要。细菌细胞壁由肽聚糖

（**9**，图 4-2）组成，特别是*N*-乙酰氨基葡萄糖（NAG）和*N*-乙酰胞壁酸（NAM）。这些糖类衍生物的聚合物对细菌的生存至关重要，不仅保障了结构完整性，还能够防止渗透溶解。根据细胞壁不同，细菌可以区分为革兰氏阳性和革兰氏阴性细菌；革兰氏阳性细菌的肽聚糖层厚（约 80 nm），且多孔，使其能够在革兰氏染色试验中保留结晶紫染色剂。相反，革兰氏阴性菌的细胞壁较薄（1.5～10 nm），无法保留染色剂。为了提高生存能力，细菌通常会产生抗生素，其中许多已被添加到抗感染药物库中。前文提及的氨基糖苷类化合物即是非常典型的抗菌剂，氨基糖苷对革兰氏阴性菌和结核分枝杆菌具有广谱活性。另外，病毒也依赖于糖类衍生物，利用糖蛋白（如血凝素）与宿主细胞结合。与糖类衍生物的相互作用在病毒宿主识别中发挥着重要作用，并在诊断和治疗技术的发展中得到了应用。

糖类是保证生命活动的基本物质，能够选择性地检测多种糖类的结构对现代医学具有重要意义。糖尿病的特征是身体无法有效调节血糖水平，可导致多种健康问题，包括增加心脏病风险和易于形成慢性伤口。糖尿病给目前社会带来了一场严重的健康和经济危机，影响着全球数亿人，耗资数千亿美元。1990 年至 2010 年，美国糖尿病患者人数增加了 3 倍，新发病例的数量翻了一番。当前的预测表明，从 2015 年到 2030 年，糖尿病发病率将增加 54%，而每年因糖尿病导致的死亡人数将增加 38%。目前，糖尿病没有直接的治疗方法，对这种疾病的管理需要保持警惕，以防止患者出现低血糖或高血糖。严重患者需要每天多次侵入性地监测血糖水平；因此，临床上需要能够持续监测血糖（CGM）的微创技术。分子化学传感器可大致分为两类：化学传感器和化学计量器。化学传感器可逆地结合分析物并持续报告其存在及相对量或浓度的变化；化学计量器对分析物产生的响应是不可逆化学反应，报告分析物总暴露的累积计数。通用计量器是一类重要的报告器，具有报告分析物累积剂量的功能，集成于可随身佩戴的辐射徽章内，可向佩戴者提供累积暴露水平而不是瞬时读数。

化学传感器和化学计量器在医学及环境分析中有着广泛应用；已有综述总结了它们的开发、构建和应用。通常，分子化学传感器和分子化学计量器（包括基于硼酸化学的传感器）都是利用一种受体来检测分析物。随后，识别事件产生一个化学信号，由报告可逆地（传感器）或不可逆地（计量器）转换为可测量的输出或读数，通常是依据荧光特性的变化。荧光信号被用于表示分析物存在的机制有很多。糖类检测中最常见的荧光机制是光诱导电子转移（PET）、傅里叶共振能量转移（FRET）和内部电荷转移（ICT）。典型的 PET 荧光感应/信号机制涉及激发无分析物分子，该分子经历从激发荧光团到无分析物受体的分子内电子转移，阻止荧光输出，即荧光关闭状态。当分析物与分子的受体部分结合时，受体的 HOMO 能级降低，阻止了上述能量转移过程，从而在分析物存在时产生荧光开启状态。FRET 将两个荧光团作为“供体”和“受体”对，既可以是分子内，也可以是分子间的；当给体-受体对接近时（通常距离在 10 nm 左右），给体的荧光会被猝灭。因此，通过产生的荧光调制能够检测出因给体和受体结合导致的构象改变或相对取向改变及配对部分间的距离。采用 ICT 荧光机制的分子报告系统通常被称为“推-拉”系统，其中供电子基和吸电子基通常位于两个独立分子的反位。通过分析物结合（或计量器中的不可逆反应）调节电子密度分布，导致分子光谱特性发生变化，这表现为荧光变化。

为了解决在生物环境中发现和检测糖类的问题，许多葡萄糖监测设备将定量酶过程指示血糖水平。葡萄糖氧化酶能够特异性氧化*D*-葡萄糖，生成*D*-葡萄糖酸-δ-内酯和一定量的过氧化氢，但不会对其他常见的糖产生反应。生成的过氧化氢将其感应物氧化，产生响应，通常是颜色、荧光或电化学性质变化中的一种。虽然这类化学传感器能够有效地检测糖类化合物，但是，由于过氧化氢感应物质的消耗，它们无法用于持续监测血糖。然而，由于其成本低和易使用，这类酶系统是葡萄糖传感器商业市场的支柱。另外，还有可以直接检测糖的合成化学传感器，可以用于持续监测血糖。这类传感器可以分为两类：一种是利用非共价相互作用（如氢键和π-堆叠）来包围多羟基糖分子，其中，戴维斯（Davis）等首创的分子“庙宇”就是一个很好的例子。另一种，就是本章重点关注的基于硼酸衍生物与糖的二醇结构单元之间的相互作用，也就是硼酸类传感器。

第3节 硼酸基糖类传感器的设计

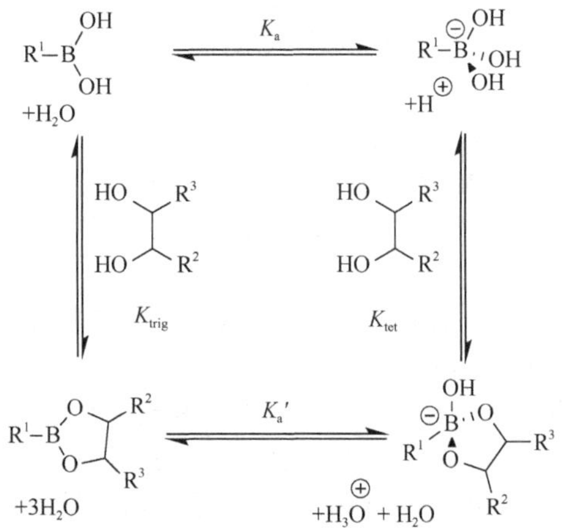

洛兰（Lorand）和爱德华兹（Edwards）首次详细报道了醇羟基中的氧能够与硼酸衍生物中的硼结合，形成动态共价键（B—O 键），生成硼酸酯。由于硼的几何构型和化合价，糖类中普遍存在的顺-1,2-二醇和顺-1,3-二醇结构单元分别形成特别稳定的五元和六元环状硼酸酯，如图 4-3 所示。

图 4-3 硼酸与硼酸酯衍生物之间的化学平衡

但是，对于大多数硼酸衍生物来说，在生理 pH 下，硼酸酯生成速率慢。三角形构型的中性硼酸不易发生配体交换，不适用于传感器。通过引入碱性的氨基基团可以降低硼酸的 pK_a 值，有利于形成荷电的硼酸盐，从而提高配体的交换速率。

1994 年，新开（Shinkai）等将感应物蒽引入硼酸中得到首个硼酸类糖荧光传感器 **10**，它能够与二元醇发生可逆结合形成硼酸酯 **11**。结合当时其他研究结果，荧光发生变化的机制很有可能是 PET（图 4-4）。据推测，在没有分析物的情况下，N—B 相互作用较弱，氮原子上的孤对电子能够猝灭荧光团的荧光。当与糖类分子结合后，硼原子的酸性增强，与胺的孤对电子产生更强的路易斯相互作用，从而降低其猝灭效果，展现出蒽本身的荧光。

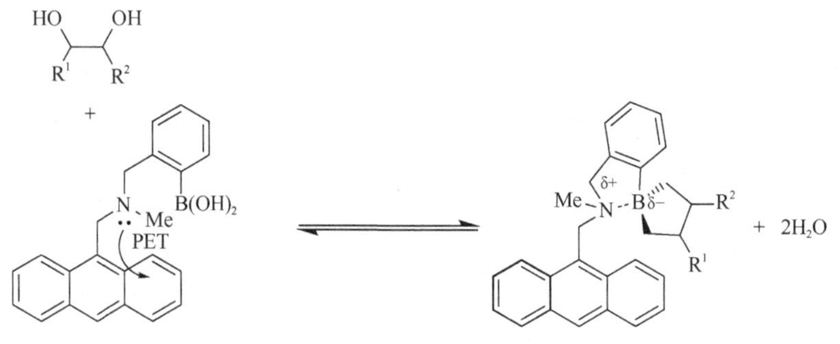

10 荧光猝灭　　**11** 荧光发射

图 4-4 Shinkai 等提出的荧光调制 PET 机制

与其他单硼酸衍生物类似，Shinkai 等提出的系统对 *D*-果糖（pK_a=3）的选择性要好于 *D*-葡萄糖（pK_d=1.8）和其他具有生物活性的糖类 *D*-半乳糖（pK_a=2.2）。由于葡萄糖的平衡混合物中 25% 是以 β-*D*-呋喃果糖形式存在，它具有顺式共平面的 1,2-二醇结构单元，所以，上述系统对 *D*-葡萄糖的选择性较差。尽管葡萄糖的 α-*D*-呋喃果糖形式中也有顺式共平面的 1,2-二醇结构单元，但是，在水溶液中的含量仅占平衡混合物的 0.14%。

重要的是，由于葡萄糖具有多个二醇结构单元，能够与两个硼酸结构单元结合，结合能力更强。詹姆斯（James）等合成了首个双硼酸化合物 **12**，能够选择性识别葡萄糖（图 4-5）。在质量分数为 33%，pH 为 7.77 的甲醇-水缓冲液中，葡萄糖形成的配合物稳定常数（pK_a=3.6）比果糖（pK_a=2.5）和半乳糖（pK_d=2.2）提高了一个数量级。在这个多价结合体系中，两个硼酸结构单元之间的距离对葡萄糖的结合强度有较大影响。詹姆斯（James）等研发了一种双硼酸序列模块，并证实了两个硼酸基团之间连接体的长度对葡萄糖的选择性有较大影响。当连接体中的碳原子数由 5 个（pK_d=2.5）增加到 6 个（pK_d=3.0）时，葡萄糖的结合常数增大了 3 倍，但是，当连接体中的碳原子数由 5 个增加到 7 个（pK_d=2.5）时，葡萄糖的结合常数几乎不发生变化。

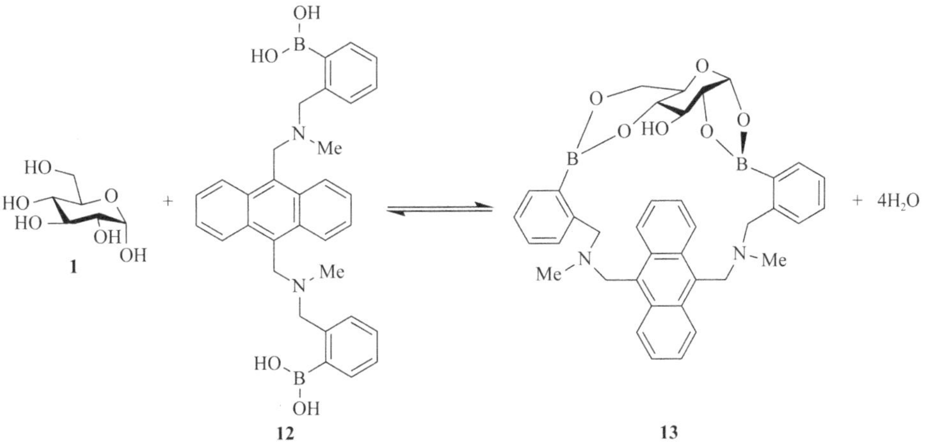

图 4-5　双硼酸传感器 **12** 的螯合模式

自从具有葡萄糖选择性的双硼酸衍生物被合成以来，这类检测系统就受到广泛关注。随着研究的深入，PET 信号模型表现出明显差异性，因此，有必要对其机制进行细致的研究。Wang 等通过 DFT 计算证明了氮原子与硼酸酯中的硼原子形成的 N—B 键比与硼酸中的硼原子形成的 N—B 键弱，由此判断，路易斯相互作用并不是产生荧光的全部原因。在质子型溶剂中，pK_a 的变化是主要影响因素，硼酸酯形成后，溶剂分子插入，导致弱的 N—B 键发生水解，氨基被质子化，最终屏蔽了 PET 的猝灭途径（图 4-6）。柯林斯（Collins）等通过 ^{11}BNMR 和 X 射线晶体结构研究验证了这一结论。拉金（Larkin）等研究了 N—B 键的本质，他们计算了一系列 *o*-[(*N*,*N*-二烷基氨基) 甲基] 芳基硼酸酯，证实了在某些情况下 N—HO—B 相互作用比 N—B 键要强。

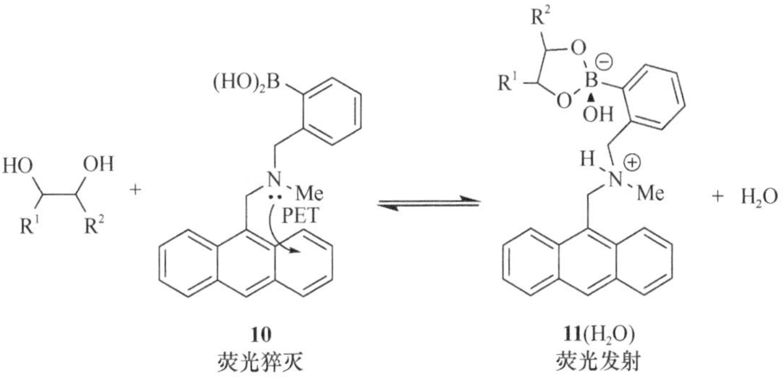

图 4-6　溶剂插入导致荧光开启的机制

然而，越来越多的证据表明，化合物 **10** 的糖类传感荧光调制机制是解聚，而不是 PET。安斯林（Anslyn）等的研究表明，在含有氯化钠（50 mmol/L）的水/甲醇（2∶1）溶液中，硼酸衍生物 **10** 以基态聚集体的形式存在，经辐照后形成激发态二聚体。辐照、超声处理和加入果糖等多种刺激都会引发解聚，并都能导致荧光增强（λ_{em}=417 nm）和激基缔合物的荧光减弱（λ_{em}=520 nm）。相反地，由于化合物 **10** 能够完全溶解在甲醇中，没有观测到聚集态激发二聚体，并且加入果糖后对荧光也没有影响。虽然，他们证实了果糖能够与化合物 **10** 结合，但是，二醇与硼酸的结合对荧光的产生与猝灭没有显著影响。主要是糖类引起的溶剂性质的变化间接调控荧光的产生或猝灭；化合物 **10** 溶解度的增加，引发解聚和光化学性质的改变。

蔡平（Chapin）等测试了不含硼的化合物 **14** 对果糖的荧光响应，它是化合物 **10** 的类似物（图 4-7）。虽然，化合物 **14** 缺少能够与糖类发生共价结合的基团，但是，它与果糖作用后表现出明显的荧光增强。另外，通过用化合物 **14** 滴定果糖获得的荧光数据能够拟合为 1∶1 的等温吸附曲线，与化合物 **10** 的结合常数相同。所以，Chapin 等认为，果糖能够与化合物 **10** 中的硼酸结构单元结合，这种结合并没

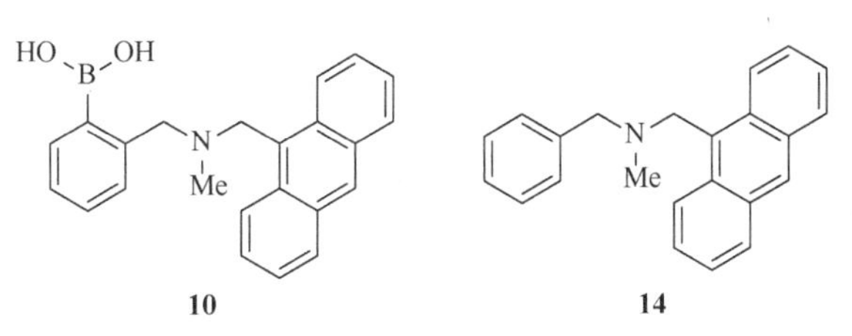

图 4-7　化合物 **10** 和 **14** 的结构

有改变化合物**10**的荧光响应，在加入果糖后，改变了化合物**10**的溶解性，引发解聚，导致化合物**10**的荧光响应发生改变。

上述结论并不矛盾，多环芳烃（如蒽和芘等）的聚集会导致荧光猝灭，并形成激发态二聚体，这早已被广泛用于传感器设计。基于硼酸化合物的糖类传感器的设计也利用这一原理，而且表现出选择性增强。

随后，Anslyn等进行了深入的光化学分析，阐明了另外一种微妙的，但重要的诱导发光机制。通过连续观察化合物**10**、**15**～**18**的性能，所得出的结论能够适用于这类基于硼酸化合物的糖类荧光传感器（图4-8A）。在水溶液中，向上述化合物中加入果糖后，它们均表现出显著的荧光增强，但在甲醇溶液中却没有观察到上述现象。由于化合物**10**和**15**在质子性溶剂中能够发生溶剂插入，所以，PET和pK_a转换效应已被排除。类似地，由于化合物**15**～**17**易溶于水，因聚集产生的影响也被排除。为解释这一发现，Anslyn等提出了一种新的“loose-bolt”内部转换机制，他们认为硼酸结构单元中的羟基作为能量阱，适用于猝灭激发态荧光染料的荧光（图4-8B）。在甲醇、糖类或D_2O中，硼酸酯（或氘代硼酸）的分子量较大，振动状态不同，形成的能量阱不适用于荧光猝灭，因此荧光被激活。

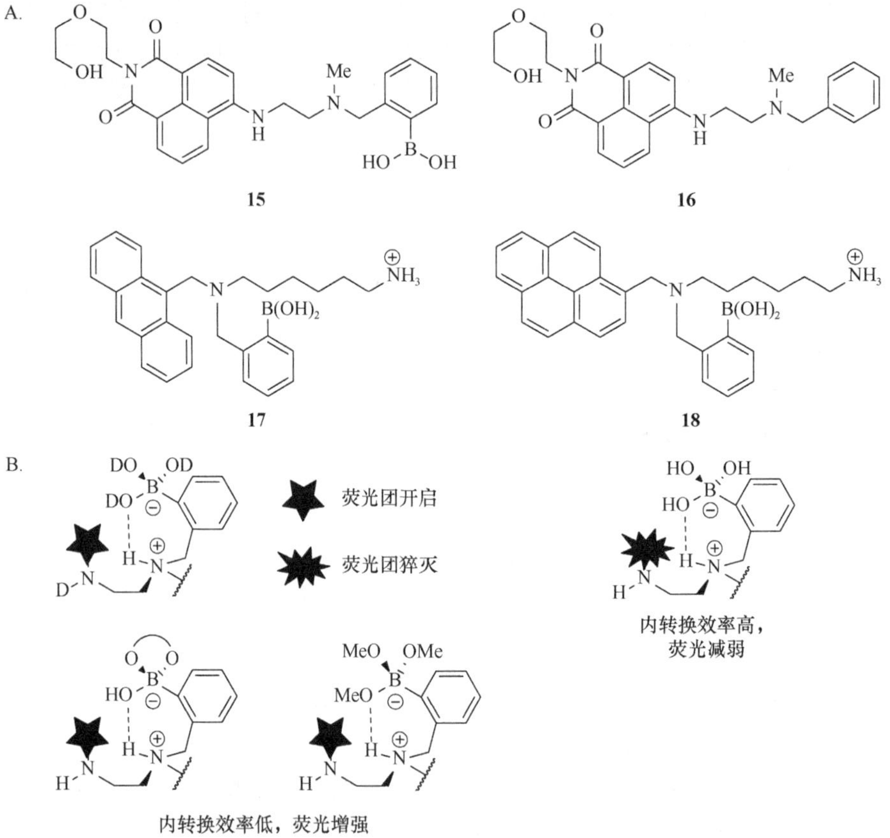

图4-8 A. 化合物**15**～**18**的结构；B. “loose-bolt”理论图解

为了给含有邻氨基甲基苯硼酸结构单元的传感器的荧光开启机制提出一个统一的理论，James、Wang和Anslyn等共同提出，邻氨基甲基的作用是降低硼酸/硼酸酯基团的pK_a。溶剂插入后形成的铵离子具有酸性，能够促进离去基团的离去。虽然，pK_a发生变化，但是，PET或pK_a转换机制并没有发挥作用，事实上，邻氨基甲基基团并未发挥作用。尽管Shinkai-James传感器的荧光开启机制缺乏完整、统一的解释，但这并没有影响其他含硼酸受体的糖类传感器的研发。接下来，将介绍近期研发的传感器，包括单分子和聚合物传感器，它们通过光学、电化学和磁共振位移来表征检测结果。

乌奇（Ouchi）等将苯硼酸结构单元引入分子结构中，研发了4种基于芳酸类的花青素荧光分子（图4-9），这4种分子（**19a～c**、**20**）的烷基侧链长度不同，分别与唾液酸（Neu5Ac）作用，形成结构不同的聚集物，产生不同的发射光谱。唾液酸的过度表达与肿瘤增长和转移有关，是一种在癌症诊断中使用的关键生物标志物。热力学研究和结构分析表明，含有较短烷基链的花青素荧光分子与糖类形成2∶1的J型聚集物，其发光强度提高了2.4倍；相反，含有较长烷基链的花青素荧光分子与糖类形成1∶1的H型聚集物，与未结合的分子相比并没有表现出荧光增强。这4种分子被用于人类尿液的多重判别分析实验（multiple discriminant analysis，MDA），临床上，能够区分健康至严重病变的4种唾液酸浓度（0.3 mmol/L、2.0 mmol/L、6.0 mmol/L和20.0 mmol/L）。在分析尿液样本前需要通过过滤除去蛋白质、肽和脂质等干扰物，这可能导致这4种分子在实际应用中受限，但是，结果表明上述检测系统在分子诊断领域具有良好的应用前景。这是首个在纯水介质中，不需要其他辅助溶剂就能够有效检测唾液酸的选择性化学传感器。

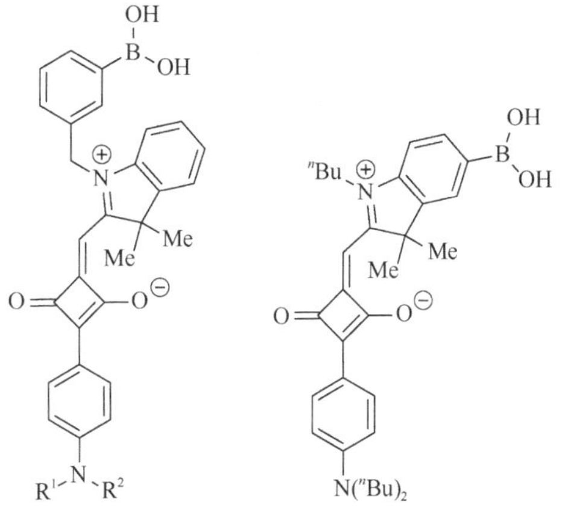

19a $R^1 = {}^nBu, R^2 = {}^nBu$
19b $R^1 = Et, R^2 = Et$
19c $R^1 = Et, R^2 = Me$

20

图4-9 基于芳酸类的唾液酸荧光传感器

基于双吡啶基硼酸酯硼凝集素的研究工作，刑国文等合成了2种结构相似的水溶性分子探针，其中之一的二硼酸结合位点通过4个碳原子的柔性链和酰胺基团与荧光团芘连接，另外一个则通过季铵基团连接。虽然，这2种受体分子（**21**和**22**，图4-10）结构上相似，但它们与多价糖类分析物之间的相互作用却不相同，最终形成不同的组装体。当分子识别发生时，形成了探针分子-糖类复合物，并形成聚集体，产生不同的激发态分子内能量转移发射光谱。

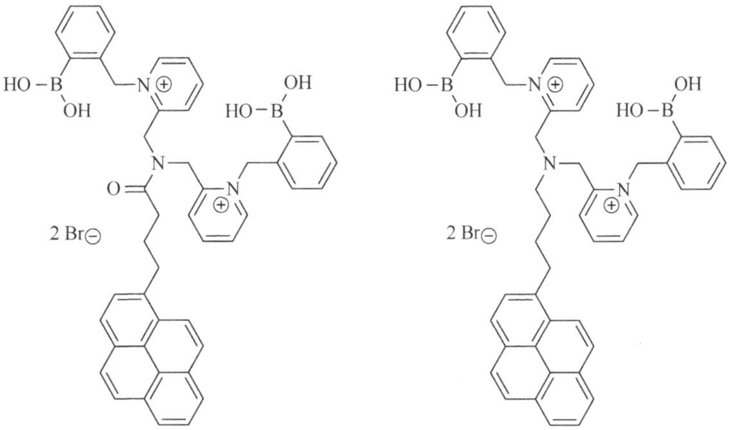

21 **22**

图4-10 化合物**21**和**22**的结构

单体化合物**21**和**22**的峰值发射均为381 nm，在形成聚集体后，它们的激基缔合物荧光发射波长分别为528 nm和510 nm。在滴定不同的糖类化合物时（核糖除外），化合物**21**的单体发射均发生减弱，而激基缔合物荧光发射均增强；但是，在滴定核糖时，化合物**21**的荧光特性未发生变化。当使用化合物**22**滴定木糖和半乳糖时，**22**的单体发射减弱；但是，滴定果糖和甘露糖时，**22**的单体发射增强。在滴定核糖和葡萄糖时，化合物**22**单体的荧光发生强度未发生改变。在糖类存在下（核糖除外），化合物**21**和**22**的激基缔合物荧光发射均增强。化合物由单体形成聚集体时，需要一定的时间，当它们与分析物结合后，经过 3h，才能形成稳定的荧光。在碱性条件（pH 10）下，能够防止本底中的激基缔合物荧光发射。尽管存在这些实际的约束，但是通过检测单体和激基缔合物的荧光，刑国文等利用这两个新的化合物建立了四通道分析，通过线性判别分析（linear discriminant analysis，LDA），能够在浓度为 100 μmol/L 时区分 6 种单糖。这种新的检测方法能够准确检测含有常见干扰物的人类尿液和血液中的葡萄糖，证明了该系统在生理条件下的有效性。

为了克服先前描述的基于葡萄糖氧化酶的葡萄糖检测器的一些缺点，如成本和额外校准，江德臣等研发了一种基于杂氟硼吡咯衍生物的比率荧光葡萄糖剂量计（**23**，图 4-11）。同样的基本酶促过程，将苯硼酸杂氟硼吡咯定量氧化为相应的酚（**24**，图 4-11）。因此，在近红外区的发射波长由 682 nm 红移至 724 nm，从而形成了一个背景干扰最小的双波长传感器。化合物溶解度不佳，需要使用 50% 乙醇缓冲溶液，它能够嵌入聚合物膜中，成为葡萄糖光学传感器，用于 40 倍稀释的全血中的葡萄糖的定量分析（浓度范围：60 μmol/L～100 mmol/L）。虽然，该系统具有很高的灵敏度，甚至可以在全血中进行检测，但是，由于在检测过程中硼酸被氧化，该系统不适合用于葡萄糖的连续监测。

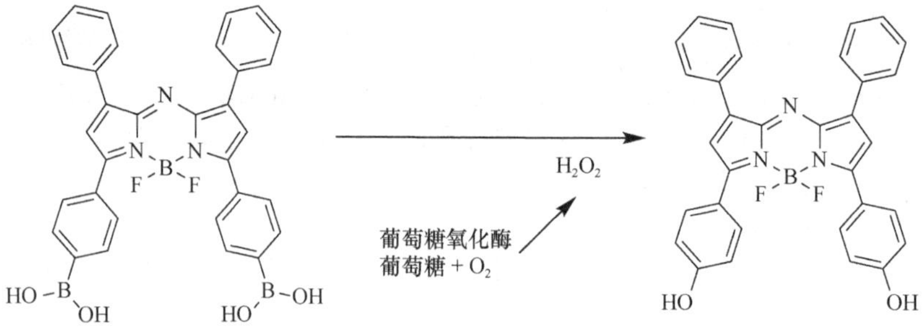

图 4-11　葡萄糖氧化酶参与的 H_2O_2 氧化化合物 **23** 生成 **24**

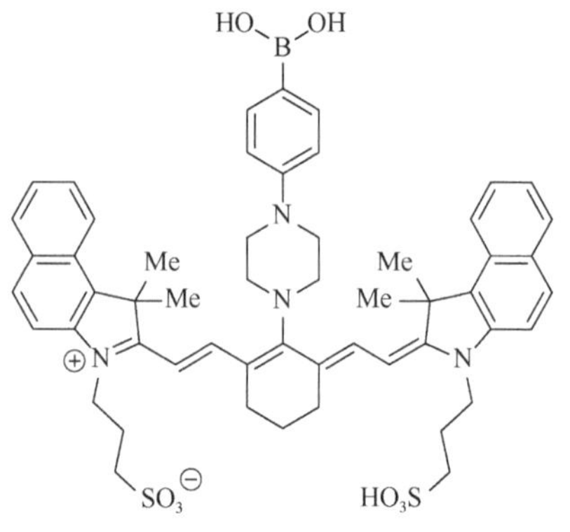

图 4-12　基于三碳菁衍生物的硼酸分子探针

利用生物系统近红外自发荧光较弱的特点，洛佩斯（Lopez）等开发了一种基于三碳菁衍生物的硼酸分子探针，这种探针既适用于体外标记，也适用于标记活细胞（**25**，图 4-12）。与多数合成的含硼凝集素不同，化合物 **25** 具有两性，易溶于水，在生理 pH 下，具有开关（off-on）响应，而且不需要有机助溶剂。当 pH 7.4 时，该探针的发射波长为 820 nm，这是当时已报道的在生理 pH 下发射波长最长的探针。在果糖和蔗糖存在的条件下，荧光开启响应最佳，结合常数分别为 $3.3(mol/L)^{-1}$ 和 $1.5(mol/L)^{-1}$。另外，该探针还表现出糖蛋白响应功能；由于黏蛋白糖基化水平较高，所以，该系统对它的检测灵敏度最高；甚至在浓度低至 300 nmol/L 时，其荧光强度变化仍可被检测到。通过共聚焦显微镜观察 MCF-10 细胞时，发现该含硼凝集素还适用于成像。实验结果表明，探针 **25** 可以将内质网和高尔基体成像。

自 20 世纪 60 年代以来，受到用于体外 NADH 定量分析的酶循环测定法的启发，Wang 等制定了一个两步法策略。首先，化合物 **26** 通过硼酸与核糖糖苷单元之间的相互作用与 NADH 结合；接着，来自 NADH 的氢负离子将弱荧光染料树脂天青还原为强荧光染料试卤灵（**27**，图 4-13）。以硼酸为结合位点，该系统表现出良好的灵敏度，检出限为 0.087 μmol/L，该系统在 pH 9.5 的缓冲溶液（二甲基亚砜/水）中检测效果最佳。为了提高选择性，第二代探针中用苯并氧杂硼代替硼酸结构单元，从而提高了探针的性能，在常见生物干扰物存在的情况下，提高了选择性，在生理条件（pH 7.4）下，未加入酶时的检出限为 0.41 μmol/L。该探针具有较低的细胞毒性，在无酶条件下，可对口腔鳞状细胞癌的活细胞内的 NADH 进行成像和定量测定。

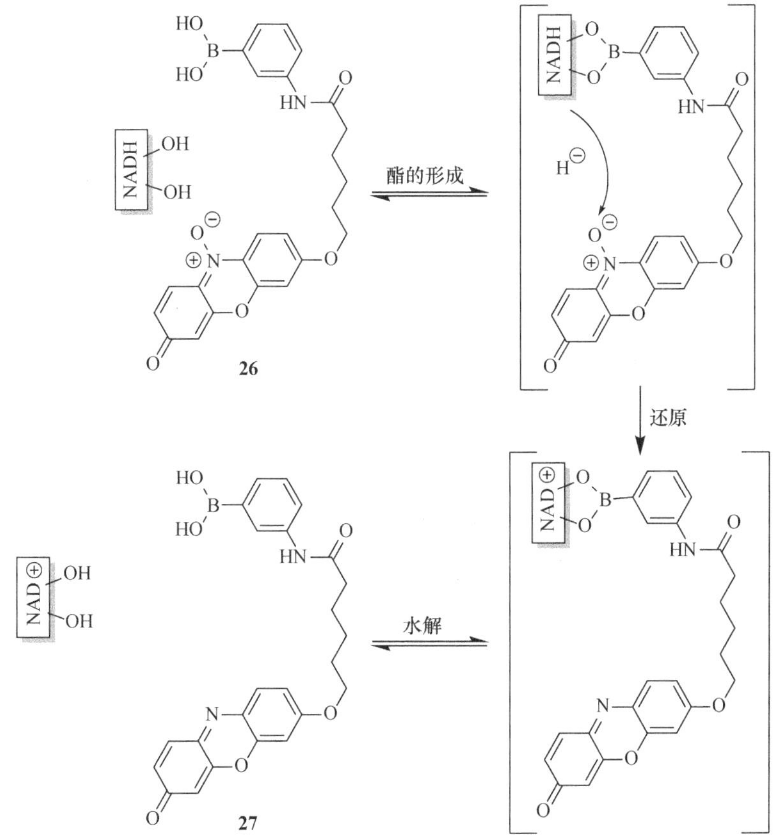

图 4-13　化合物 **26** 被 NADH 还原后得到试卤灵 **27**

斯卡夫顿（Scrafton）和福塞（Fossey）等的前期工作证明，Click 反应能够用于合成模块化的具有荧光活性的硼酸，同时预测了硼酸衍生物能够适用于这种模块化的方法，并快速获得较多的糖类检测器。通过莫兰德（Molander）和哈姆（Ham）发展的一价铜催化的环加成反应，将苯硼酸酯衍生物连接到三氮唑上，可形成一个荧光基团。虽然，这一反应被称为“Click-fluors”（**28d**，图 4-14），但构筑荧光基团的反应条件和得到的结果并不符合夏普勒斯（Sharpless）对“点击化学”的定义。尽管降低催化剂的用量有助于防止铜催化的脱硼反应，但仍需要对目标产物进行纯化。随后，上述方法被用于合成 6 个位置异构体（**28a**～**f**，图 4-14），从而研究其结合特点与结构的关系。等温滴定热力学（isothermal titration calorimetry，ITC）实验表明，在甲醇缓冲溶液中，当 pH 为 8.21 时，化合物 **28d**～**f**（硼酸结构单元位于三氮唑的 1 位）与 *D*-果糖的结合常数大于化合物 **28a**～**c**（硼酸结构单元位于三氮唑的 4 位），原因是化合物 **28a**～**c** 中存在含有多电子三氮唑的 π-共轭体系，降低了硼的亲电性（或路易斯酸性）。在上述条件下，邻、间、对三种异构体与 *D*-果糖的结合作用差异较小，氢-1 核磁共振（^{1}H-NMR）滴定研究表明，与对位异构体相比，邻位异构体与 *D*-果糖的结合作用更强。另外，当硼酸结构单元位于三氮唑的邻位时，与

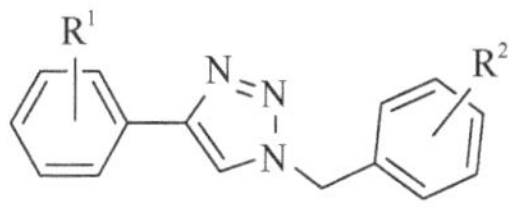

	R^1	R^2	$K[(mol\cdot L^{-1})^{-1}]$
28a	*ortho*-$B(OH)_2$	H	71
28b	*meta*-$B(OH)_2$	H	95
28c	*para*-$B(OH)_2$	H	190
28d	H	*ortho*-$B(OH)_2$	340
28e	H	*meta*-$B(OH)_2$	420
28f	H	*para*-$B(OH)_2$	350

图 4-14　“Click-fluors” **28a**～**f**

果糖结合后形成的复合物荧光强度最高。

	$K_{D\text{-fructose}}$ [(mol·L^{-1})$^{-1}$]	$K_{D\text{-glucose}}$ [(mol·L^{-1})$^{-1}$]
29a	2.95×10^3	6.11×10^3
29b	1.30×10^3	5.03×10^3
29c	1.90×10^3	ND

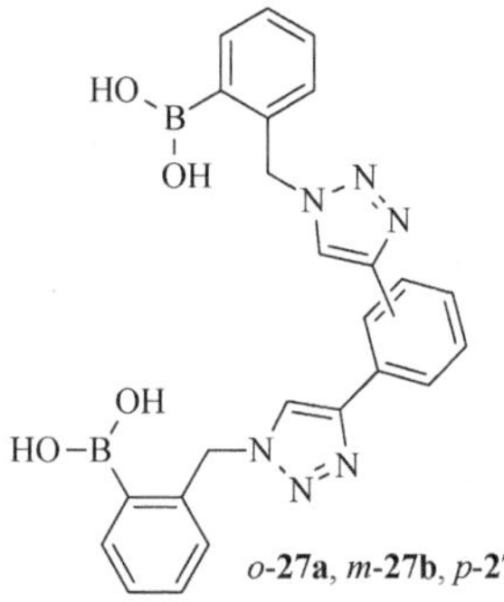

o-**27a**, *m*-**27b**, *p*-**27c**

图 4-15　具有双硼酸结构的葡萄糖多价受体 **29a**～**c**

2017 年，Fossey 等将上述方法应用于合成一系列含有双硼酸结构单元的化合物，旨在研发葡萄糖的多价受体。分别将 1,2-、1,3-和 1,4-苯基双炔与邻位含有硼酸酯结构单元的三氮唑连接起来，合成了 3 个位置异构体（**29a**～**c**，图 4-15），并通过等温滴定热力学对它们与糖的结合特性进行研究。结果表明，它们与葡萄糖的结合作用按照对位、间位和邻位的顺序依次增强，这说明，两个硼酸结构单元之间的距离对选择性有着重要影响。另外，邻位异构体对葡萄糖的选择性要高于果糖；而间位异构体则对 *D*-果糖表现出良好的选择性，其结合常数是 *D*-葡萄糖的 26 倍（磷酸缓冲液，20% 二甲基亚砜，pH 8.21）。

在确定了对葡萄糖具有选择性的位置异构体后，用香豆素荧光基团修饰该化合物，合成了 **30**（图 4-16）。但是，在果糖存在下，化合物 **30** 的荧光增强；而在葡萄糖存在下，它的荧光减弱。在上述两种情况下，糖的浓度为 1.0 mmol/L 时，均可检测到荧光强度的变化（甲醇缓冲溶液，pH 8.21）。结果表明，上述现象跟化合物 **30** 与糖的结合模式不同有关；硼酸酯 **29a**～**c** 的晶体结构表明，**29a** 对葡萄糖的选择性可能是由于硼原子处于结合域中的合适位置，同时又能影响 **30** 的荧光响应。目前，针对上述机制的研究工作仍在进行中。

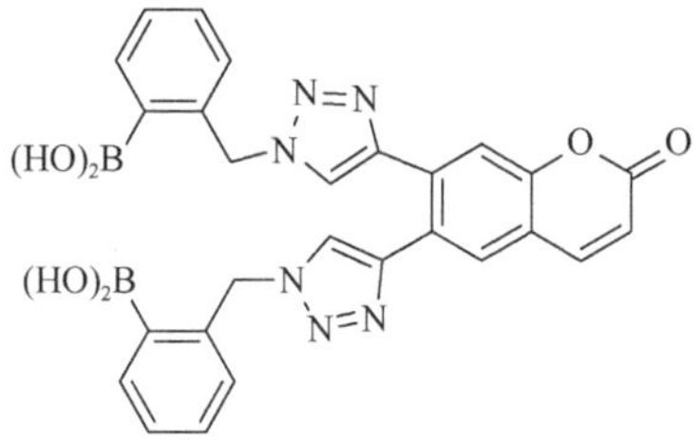

30

图 4-16　化合物 **30** 的结构

刑国文等将硼酸结构单元引入“人工舌头”中，用于高通量检测人参皂苷糖复合物。该检测机制基于已报道的阳离子吡啶鎓盐对阴离子聚苯乙炔 [poly(phenylene-ethynylene)，PPE] 电解质的荧光猝灭效应。在未加入分析物的情况下，强静电吸引作用促进两种带相反电荷的成分之间的电子快速转移，导致荧光猝灭。当与含有二醇结构单元的分析物结合后，中性硼酸结构单元转变为带有负电荷的硼酸酯，通过形成两性离子，中和了近端吡啶鎓离子的正电荷。整体的正电荷减少会减弱受体和聚电解质的结合，使荧光恢复。四种多价硼酸凝集素分子 **31**～**34**（图 4-17）被合成，分别含 2 个、3 个或 4 个吡啶鎓盐连接的苯硼酸结合位点。这 4 种柔性阳离子糖结合分子随后被引入 2 种荧光阴离子聚电解质系统中，形成了 8 个不同的传感通道。每个通道有 2 次区分机会：第一次是受体和分析物之间的特异性相互作用；第二次是每种主体-客体复合物与聚电解质的独特关系。通过线性判别分析，该八通道阵列能正确区分 15 个样品中的 13 个，包括 5 种不同的人参皂苷在 3 个不同浓度水平的组合，准确率为 86.7%。

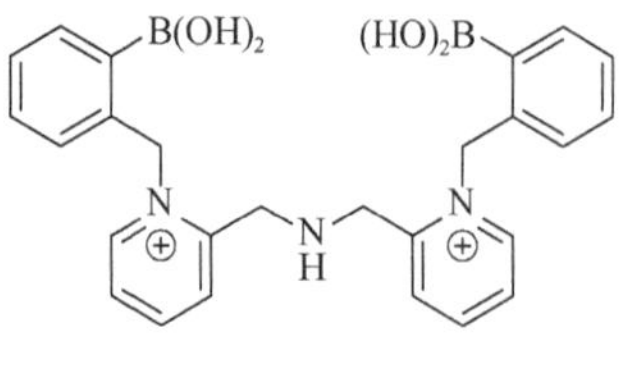

31 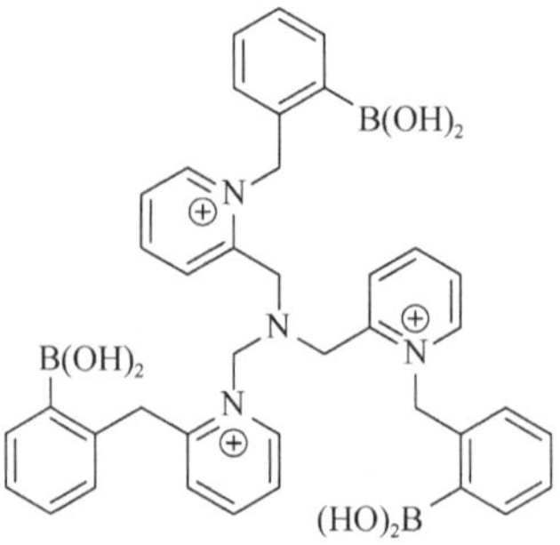　　**32**

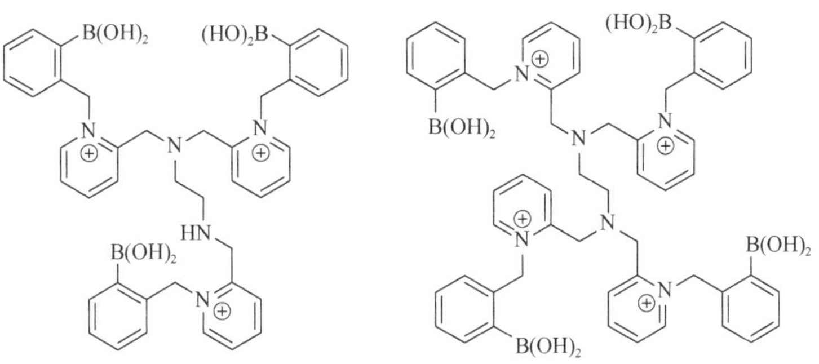

33　　34

图 4-17　多价硼酸凝集素 **31**～**34**

雷斯恩德斯（Resendez）等将硼酸结构单元引入到萘基吡啶中，合成了化合物 **35**（图 4-18），既可用于双组分指示剂置换分析（indicator displacement assay，IDA），又可作为单组分 ICT 化学传感器。IDA 是一类化学传感器，利用分子探针和分析物与受体发生竞争性结合，从而确定分析物的浓度。带正电荷的吡啶鎓基团通过静电作用与带负电荷的染料结合，导致荧光猝灭，如 8-羟基芘-1,3,6-三磺酸三钠盐（HTPS）和四（4-磺苯基）卟啉（TSSP）。与糖类结合后，硼酸的 pK_a 下降，有利于形成硼酸酯阴离子。在引入这些阴离子后，分子中的正电荷被中和，释放出所结合的染料，从而对其进行检测。单组分 ICT 体系也存在基于硼酸 pK_a 变化的过程。在形成硼酸酯后，硼原子由 sp^2 杂化转变为 sp^3 杂化，导致 ICT 过程受阻，所以，荧光强度随糖浓度的提高而增强。

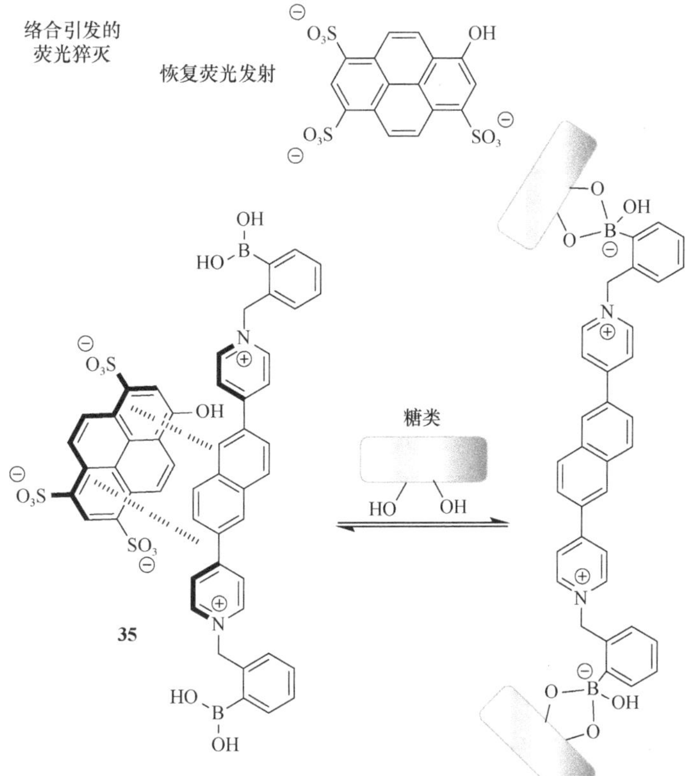

图 4-18　化合物 **35** 作为 IDA 检测糖类

如前所述，硼酸对二醇的识别功能可用于检测癌症的生物标志物。在多种癌症中，唾液酸均有较高的表达。许小丁等制备了一种含有硼酸结构单元的多肽探针，能够用于检测癌细胞表面的唾液酸。已报道的 3 个分子探针 **36a**～**c**（图 4-19）的特点是硼酸与四苯基乙烯（tetraphenylethene，TPE）通过由甘氨酸（G）和赖氨酸（K）交替组成的肽链连接。TPE 的完全水合形式不能产生荧光，但它的聚集体却能产生荧光，这种现象被称为聚集诱导发光（aggregation-induced emission，AIE）。肽链能够增强分子探针的水溶性及对唾液酸的特异性。其中，**36a** 与唾液酸的结合能力最强，并且选择性最高（pK_a 约为 2.5）。成像实验证明，当 **36a**～**c** 与细胞表面的唾液酸结合后，TPE 将与邻近的跟唾液酸结合的分子探针发生聚集。人类肝癌细胞（HepG2）能够过度表达唾液酸，而 AML-12 细胞很少表达唾液酸，所以，实验中只观察到 HepG2 细胞触发了荧光响应。上述方法避免了其他癌症诊断系统中经常出现成本高、稳定性差等一系列问题。

2017 年，李小六等利用 Click 反应合成了针对细胞表面四糖 Lewis 群，能够产生荧光的四种双硼酸（**37a**～**d**，图 4-20）。从本质上讲，其中两个是在 Shinkai 等合成的苯硼酸-蒽醌型化合物中引入了不同长度的连接体，并通过 Click 反应连接到三氮唑上。因此，所得到的双硼酸荧光受体具有较大的“咬合张角”，能够与四糖目标分子结合。化合物 **37c** 表现出特有的灵敏度，在 Lewis y（Le^{y}）存在下，它的荧光强度提高了 70% 以上。上述化合物的缺点是需要使用甲醇含量高达 60% 的缓冲溶液，导致它们不适用于生物领域。

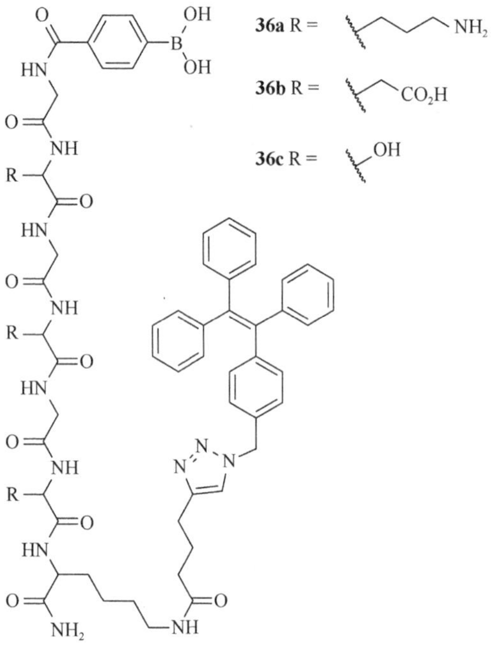

图 4-19　唾液酸分子探针 **36a**～**c**

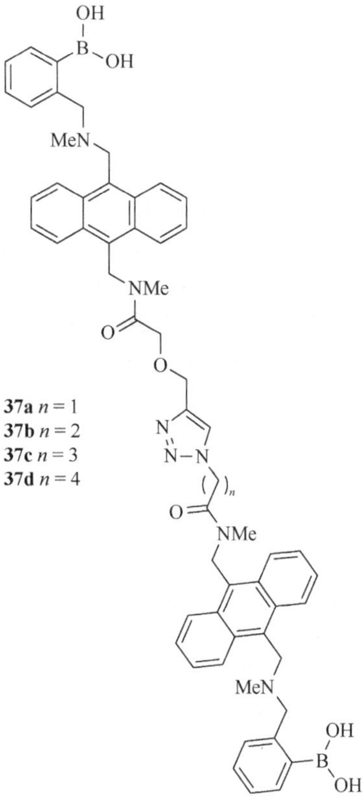

图 4-20　Le^{y} 分子探针 **37a**～**d**

虽然，化合物 **37a** 没有表现出最大的荧光增强，但对 Le^{y} 的选择性最高。激光扫描共聚焦显微镜的细胞标记实验证明，**37a** 可以与仅表达 Le^{y} 的 HEP3B 细胞结合，在激光扫描共聚焦显微镜下产生强信号。仅表达 sLe^{x} 的 HepG2 细胞或两种抗原均不表达的 GES-1 细胞，即使在 **37a** 浓度较高的情况下也能够被标记。李小六等对 **37a**～**d** 进行了计算模拟，从而找出每个化合物中两个硼酸结构单元之间的平均距离。初步研究结果为化合物 **37a**～**d** 的构象提供了一定的依据，但由结合模式复杂，仍需要进一步研究才能获得更有意义的结论。

为了识别不同的寡糖抗原，李小六等研发了一种基于蒽的传感器，用来检测唾液酸 Lewis x（sLe^{x}）。由于蒽的空间位阻效应能够限制分子的空间取向，所以，与其邻近的氨基能够选择性地识别寡糖。当化合物 **38a**～**e**（图 4-21）的浓度为 5 μmol/L、分析物浓度为 60 μmol/L 时，测定它们在唾液酸（Le^{x} 和 Le^{y}）及其衍生物（sLe^{x} 和 sLe^{y}）存在下的荧光强度。结果表明，化合物 **38a** 对 sLe^{x} 的选择性最高，其荧光强度比 Le^{y} 的高出 4 倍；化合物 **38e** 对每种分析物都能产生荧光响应，几乎没有选择性；化合物 **38b**～**d** 仅产生微弱的荧光响应。由于 **38a**～**e** 具有相同的连接体，所以，化合物的选择性和灵敏度由 R 基团的位阻效应决定。通过 MTT 测定，上述化合物在浓度高达 20 μmol/L 时都未表现出毒性，因此它们能够用于活细胞成像。实验表明，**38a** 能够选择性地使仅产生 sLe^{x} 的 HepG2 细胞成像，**38e** 能够将表达 Le^{y} 的细胞染色。

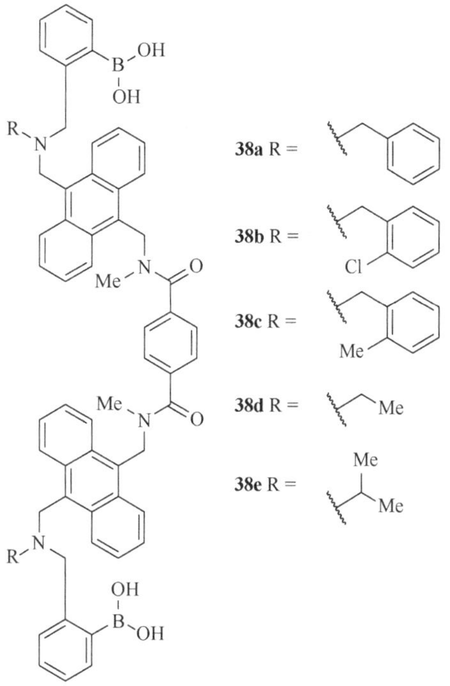

另外，大分子含硼凝集素也受到越来越多的关注，由于水凝胶具有柔韧性、生物相容性好及机械性能可调的特点，在生物应用中具有优势，所以，它也被用于聚合物传感系统。受体（硼酸）固有的性质适于连续监测，而材料分子的强溶剂化效应有利于分析物（糖类）的自由扩散，这就克服了含硼凝集素自身溶解性差的限制。

博尼佐尼（Bonizzoni）等将硼酸结构单元引入聚酰胺-胺 [poly(amidoamine)，PAMAM] 树形分子中，研发了一种 IDA，用于检测水溶液中的糖类。首先，分别在这类树形分子中苯环的间位和邻位引入硼酸结构单元，形成 PAMAM-*m*-ba 和 PAMAM-*o*-ba；然后，将含有邻苯二酚结构单元的染料，茜素红 S（alizarin red S，ARS）和 4-甲基七叶亭（4-methylesculetin，ML），分别负载到上述两个分子中，形成 IDA（图 4-22）。当 PAMAM 与染料分子络合后，提高了 ARS 和 ML 的荧光强度，同时还发现它们的吸收光谱发生位移。在糖分子存在的条件下，PAMAM 与染料分子的结合及与糖分子的结合将以一种平衡的形式存在，这时，部分染料分子将被释放出来，产生可测量的荧光信号。虽然，在生理 pH（pH 7.4）下，该系统能够检测糖类的存在，当体系的 pH 为 10.0 时，它的灵敏度最高。另外，还通过荧光强度和吸收光谱测试了该系统检测核糖、半乳糖、果糖和葡糖的能力。结果表明，每种硼酸-染料络合物与不同糖类作用均具有独特的模式，PAMAM-*m*-ba-ML 络合物不能区分果糖和葡萄糖，而 PAMAM-*m*-ba-ARS 络合物能够区分果糖和葡萄糖，却不能区分核糖和半乳糖。为了解决这个问题，设计了一个传感阵列判读器。通过 LDA 分析，这个高通量系统能够区分果糖、葡萄糖、核糖和半乳糖。

图 4-21 sLe^{x} 分子探针 **38a**～**e**

Fossey 等合成了一系列含有硼酸结构单元的丙烯酰胺单体，通过聚合反应形成聚丙烯酰胺水凝胶。将 ARS 负载到水凝胶上形成 IDA，当暴露在单糖中时，表现出比色响应，并且对每种糖的亲和力逐渐增强，这与之前研发的基于硼酸的糖类传感器一致。在此基础上，兰帕德（Lampard）等使用含有苯并氧杂硼（benzoxaborole，BOB）结构单元的丙烯酰胺单体 **39**（图 4-23）。已知苯并氧杂硼对糖具有较强的亲和力；通过测定所释放的 ARS，它在 513 nm 处的吸光强度增强；这表明，它比硼酸频哪醇酯的结合力还要强。BOB 凝胶与果糖、半乳糖、甘露糖和葡萄糖作用时，所释放的染料分别增加了 14%、30%、43% 和 56%。

Fossey 等进一步研究了通过含有硼酸结构单元的丙烯酰胺单体形成的用于糖类检测的水凝胶，这是一种能够直接与糖类结合，并具有荧光效应的聚丙烯酰胺水凝胶。通过 6 个碳原子的链，将含有荧光基团蒽的邻氨基苯硼酸与丙烯酰胺连接，得到化合物 **40**（图 4-24）。随后，它与丙烯酰胺共聚形成聚丙烯酰胺水凝胶 **41**（图 4-24）。在 4 种单糖（*D*-葡萄糖、*D*-果糖、*D*-甘露糖和 *D*-半乳糖）存在下，分别测量了游离单体和水凝胶的荧光增强情况，顺序为 *D*-果糖＞ *D*-半乳糖＞ *D*-甘露糖＞ *D*-葡萄糖；但是，与在溶液中的实验结果相比，将分子探针固定在水凝胶中时，其灵敏度明显下降。

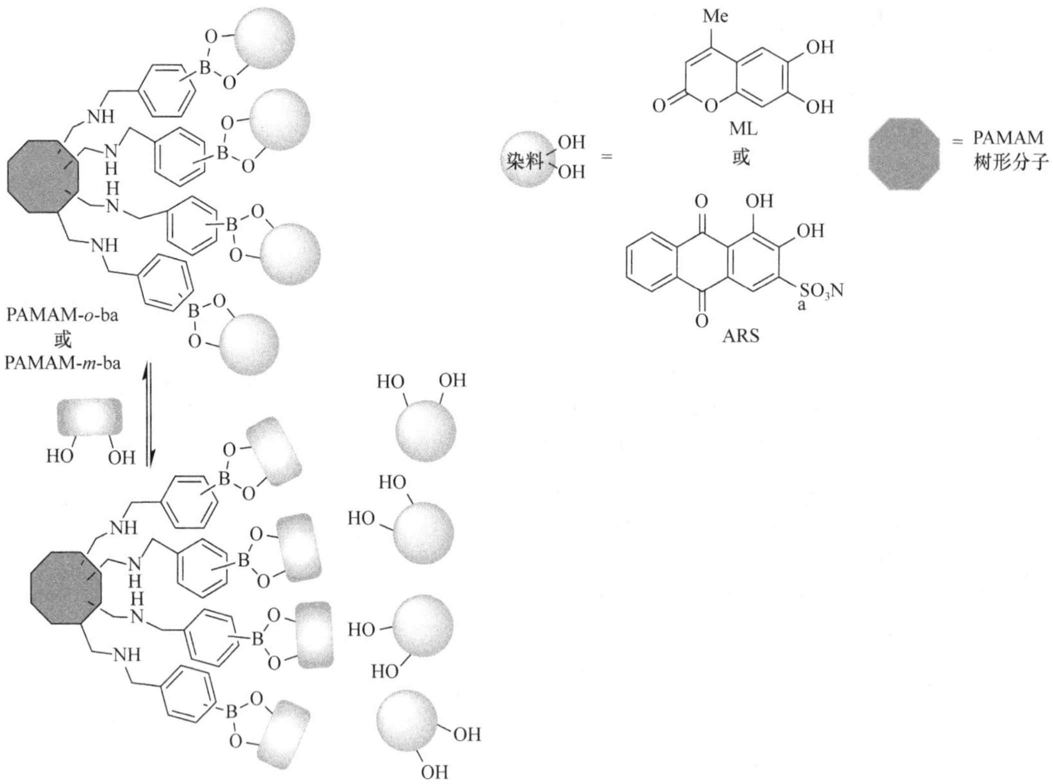

图 4-22 PAMAM-硼酸酯-染料作为 IDA 检测糖类

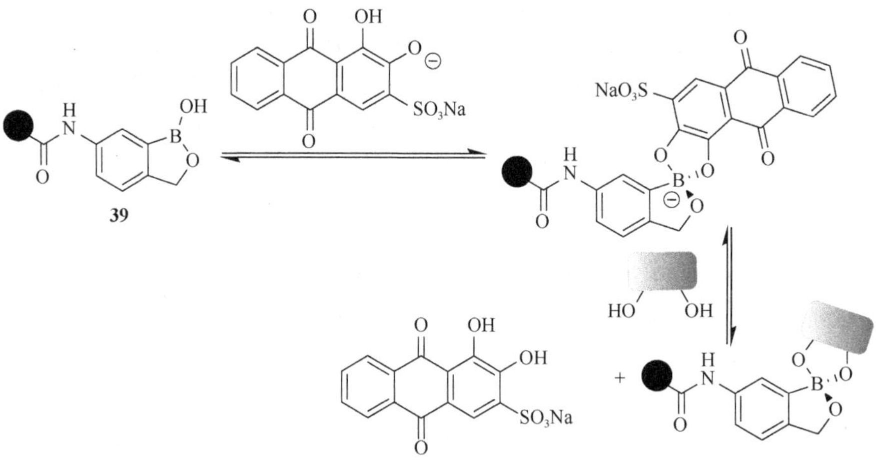

图 4-23 含有苯并氧杂硼结构单元的糖类检测器 **39**

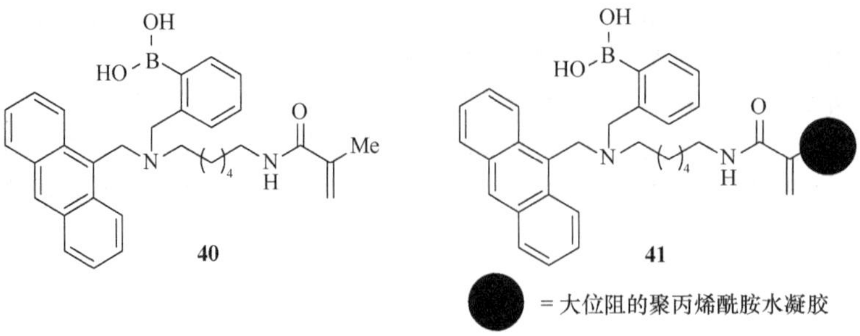

图 4-24 用于糖类检测的含硼丙烯酰胺单体 **40** 和水凝胶 **41**

可视化响应具有便于非专业人员使用的优点，电化学输出传感器为设备集成提供了更为便捷的途径。萨利姆（Saleem）等将硼酸衍生物受体引入到二茂铁中，被用作检测糖类的电化学传感器。他们合成了二茂铁（单氨基苯基）硼酸（**42**，图4-25）及1,1′-二取代的二茂铁（双氨基苯基）硼酸（**43**，图4-25），在这两个化合物中，二茂铁结构单元被用于检测氧化还原过程。^{1}H-NMR研究证实，二茂铁（双氨基苯基）硼酸能够与山梨醇形成络合物。然后，通过循环伏安法研究这个络合物的电化学性质。结果表明，在络合物形成之前和之后都发生了峰值位移，说明上述化合物具有检测糖类的能力。另外，还验证了二茂铁（单氨基苯基）硼酸对葡萄糖、果糖、甘露糖和半乳糖的检测能力。

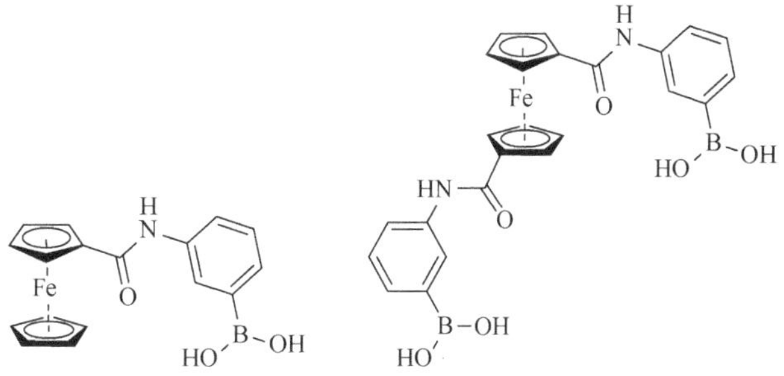

42　　**43**

图4-25　基于二茂铁的电化学糖类传感器

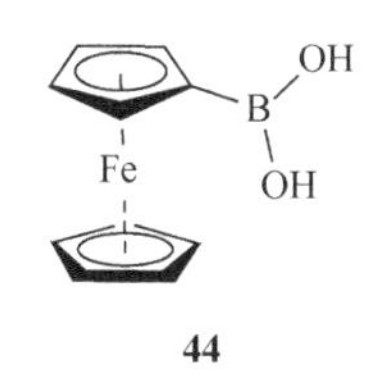

图4-26　二茂铁硼酸**44**的结构

如前所述，为了控制糖尿病的影响，需要对葡萄糖进行准确、高选择性的监测。为此，李简等研发了基于硼酸衍生物的一次性夹心式电化学传感器。他们用二茂铁硼酸**44**（图4-26）修饰丝网印刷碳电极（screen printing carbon electrode，SPCE），因此，糖类化合物能够与电极的表面结合。由于一分子葡萄糖能够与两分子硼酸结合，所以，二茂铁通过葡萄糖与SPCE桥接，产生电流响应。正是这种二价结合的模式，导致上述体系对葡萄糖具有特异性的响应功能，并且这种响应比果糖、甘露糖和半乳糖更强。在生理pH下，上述电化学传感器能够检出0.1 mmol/L的葡萄糖；当pH高于8.1时，其灵敏度提高，是因为在碱性条件下有利于形成硼酸酯。另外，这个传感器还被用于临床测试尿液样本中的葡萄糖浓度，尽管尿液成分复杂，但它仍给出了准确、可靠的测试结果。

巴赞（Bazan）等利用硼酸与二醇结合时pK_a发生变化的特点，研发了基于测量电导率的高特异性葡萄糖电化学传感器。化合物**45**（图4-27）具有两个固定的硼酸结构单元，以便与葡萄糖结合。与葡萄糖结合后，硼酸的pK_a从9.4下降至6.3，并释放出质子；利用磷酸缓冲液中的HPO_4^{2-}中和被释放出的质子，形成$H_2PO_4^-$，导致溶液的电导率明显下降，这样就可以通过阻抗光谱分析法测量上述变化。这个体系对葡萄糖和果糖具有特异性。另外，在果糖、半乳糖、乳糖和麦芽糖的浓度高出它们血浆浓度3倍的条件下，测试了该系统分别检测生理浓度（5 mmol/L）和病理浓度（20 mmol/L）葡萄糖的性能。在果糖存在的条件下，测量生理浓度葡萄糖时电阻率增加了约3%，但是，其他糖类的存在对此没有影响。在高出生理浓度3倍的条件下，电阻率出现的小幅增加，表明这种传感器具有用于CGM的潜力。

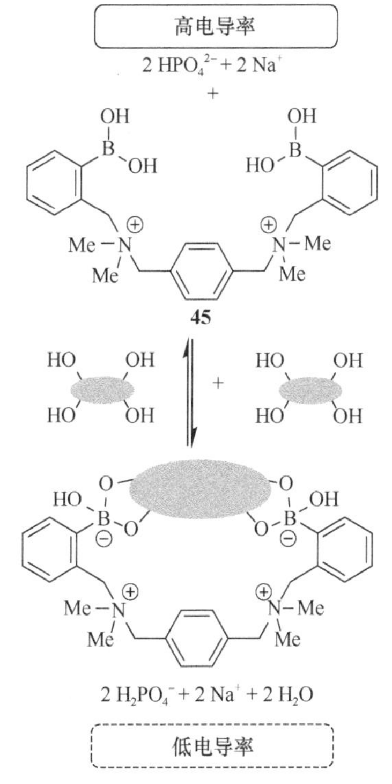

图4-27　基于电导率的葡萄糖检测系统

何俊琳等基于硼酸能够与唾液酸形成络合物，研发了用于诊断肾细胞癌（renal cell carcinoma，RCC）的电化学传感器。RCC的发病率高，现有诊断技术复杂且耗时长，因此，经常在癌症发生转移后，才最终确诊。唾液酸在RCC细胞中过度表达，因此，它成为诊断工具的目标。他们制备了Ag@BSA微球（牛血清白蛋白涂布于金微球表面），然后将其制成聚吡咯膜；再用 3-氨基苯硼酸修饰聚吡咯膜，使膜具有捕获唾液酸的能力。这种生物相容性膜提供了一种非侵入式方法来检测 RCC（786-O）细胞中的唾液酸，检出限为 6 个细胞/mL，并对白细胞或上皮细胞无响应。此外，还使用该膜检测了肾癌患者尿液中的 786-O 细胞，结果表明，786-O 掺杂的尿液样本和采集的癌症患者尿液样本都产生了响应，但健康尿液样本却没有，这表明该膜在新型癌症诊断方面具有良好的应用前景。

为了研制葡萄糖电化学传感器，谭亮等报道了“一锅法”制备由聚天青 A、金纳米颗粒和 4-巯基苯硼酸组成的复合材料。由于考虑到大规模生产和商业化应用，所以需要多个复杂步骤将硼酸结构单元组装到糖传感器中。他们采用的简单方法有可能避免上述潜在的复杂因素。通过电聚合成法制备聚合物，同时将 $HAuCl_4$ 还原成金纳米颗粒；另外，加入 4-巯基苯硼酸会减慢聚合反应速率，原因可能是它的弱导电性。扫描电子显微镜（SEM）和傅里叶变换红外光谱（FT-IR）都证明了这些功能纳米颗粒的存在。利用铁氰化物探针，监测在葡萄糖存在下的峰电流变化。结果表明，在低浓度（10nmol/L～10 μmol/L）范围内，该响应电流与葡萄糖浓度的对数成正比，检出限可低至 4 nmol/L。另外，该系统还可用于准确地测定经稀释的人血清样品中葡萄糖浓度，并且一些常见的生理污染物（如多巴胺、尿酸和抗坏血酸）对传感器检测葡萄糖的能力影响很小。

能够对多种刺激作出响应的材料在传感和生物电子逻辑门方面具有多种用途。Li 等研发了具有电化学发光功能的聚（*N*-异丙基丙烯酰胺）[poly(*N*-isopropylacrylamide)，pNIPAM] 水凝胶薄膜。pNIPAM 具有良好的温度响应功能；在高于一定温度（即体积相转变温度，volume phase transition temperature，VPTT）时，pNIPAM 水凝胶的体积会变小。在 pNIPAM 基质中，将苯硼酸结构单元和 $[Ru(bpy)_3]^{2+}$ 通过共价键连接起来，分别作为糖类传感器和氧化还原发光基团（图 4-28）。当将该薄膜浸入果糖（20 mmol/L，磷酸缓冲液，pH 7.4）中时，苯硼酸与果糖形成硼酸酯。亲水性增强和电荷密度增大导致水凝胶膨胀，厚度从（7±1）μm 增加到（14±1）μm。当

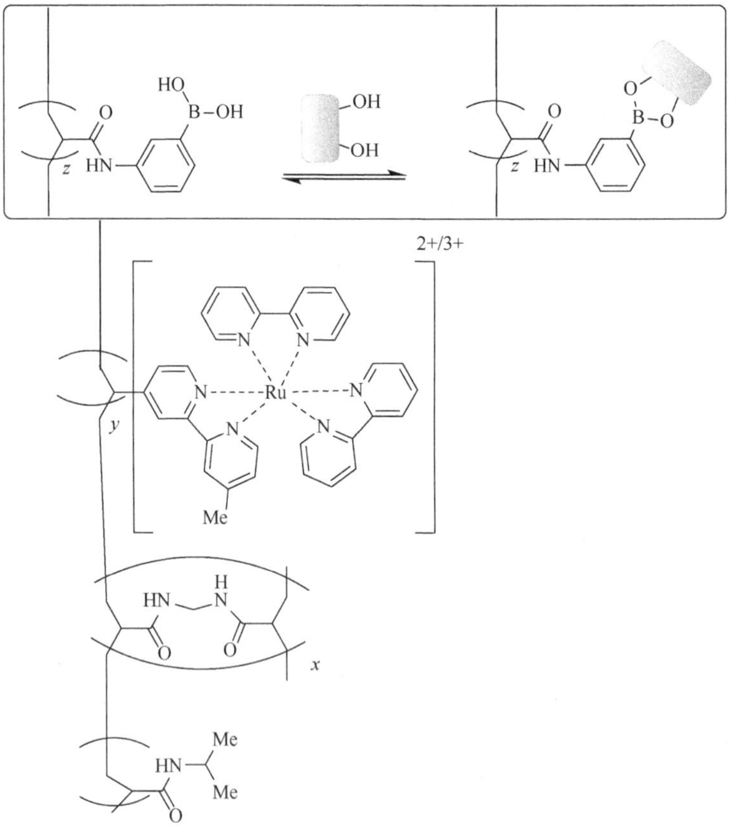

图 4-28　糖响应化学发光系统

温度从 20℃ 升高至 40℃（高于其 VPTT）时，薄膜会发生塌陷，厚度减小一半。循环伏安实验结果表明，$[Ru(bpy)_3]^{2+}$ 的氧化还原过程受薄膜内电荷扩散的控制，电子在氧化中心和还原中心之间“跳跃”；所以，氧化还原中心之间的距离会影响电化学发光。但是，尚未见报道该材料对不同浓度糖的检测灵敏度。

^{19}F 核的天然丰度为 100%，其自旋量子数为 1/2，该原子核的磁旋比高，并且无四极矩。^{19}F-NMR 能够用于检测含氟分子化学环境的变化。与碳、氢和氮元素相比，氟元素在天然生物分子中的分布较少，并且 ^{19}F-NMR 谱图易于解析，特征峰明显，信噪比高。近年来，^{19}F-NMR 被用于表征含氟苯硼酸衍生物与糖的相互作用，从而对糖类进行区分和定量分析。^{11}B-NMR 也可用于研究硼酸与二醇的相互作用，由于 ^{11}B 核具有四极矩，导致峰宽变宽，且分辨率较差，同时还需要使用石英制成的磁共振试管，以避免来自硅硼酸盐玻璃的背景信号，而 ^{19}F-NMR 则能够完全规避上述问题。

2015 年，席勒（Schiller）等利用 ^{19}F-NMR 区分一系列含有二醇结构的糖类和其他生物分析物。他们将 4,4′-联二吡啶、3,3′-联二吡啶和 3,4′-联二吡啶制成三种水溶性的氟化双硼酸双吡啶盐 **46a**～**c**（图 4-29A）。然后，利用 ^{19}F-NMR 监测每个受体与每个分析物的结合情况，当硼原子由硼酸中的 sp^2 杂化转变为硼酸酯中的 sp^3 杂化时，其谱图表现出特异性的位移。在磁共振时间尺度上，硼酸-二醇复合物形成的平衡很慢，这样能够确保谱峰的完全分离。当使用单一受体时，并不能十分确凿地区分分析物；但是，当以阵列方式进行检测时，通过将三种不同通道的输出相结合，根据获得的 ^{19}F-NMR 的指纹谱就能够得出确凿的结论。另外，他们还使用氟化单硼酸吡啶盐 **47**（图 4-29B）来区分多种生物分析物。

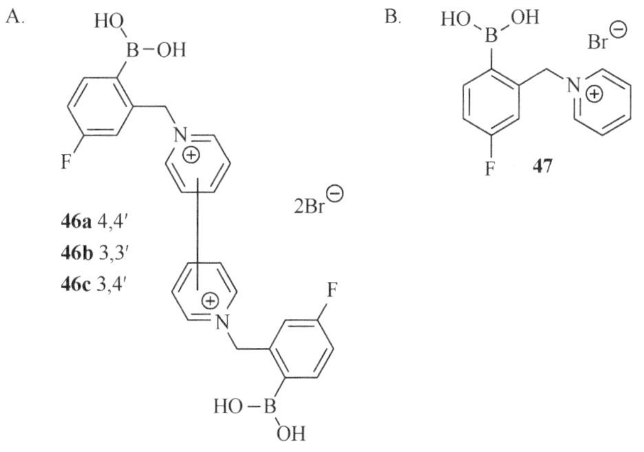

图 4-29 含硼吡啶盐

为了使受体达到全饱和，*D*-分析物浓度为 100 mmol/L、分子探针浓度为 10 mol/L 时（HEPES 缓冲溶液，pH 7.4），筛选了一系列分析物。在生理 pH 范围内，^{19}F-NMR 的指纹谱对应 pH 的变化准确；当 pH 在 6.6～8.2 内时，化学位移没有明显的变化。该方法不仅能够区分葡萄糖和果糖的 1∶1 混合物，还能区分它们在水溶液中 1∶9 的混合物。阿克塞尔姆（Axhelm）等还将该方法用于临床尿样的检测，结果表明，当葡萄糖浓度低至 1 mmol/L 时，该方法仍能将其检出。

本章主要关注含有硼酸结构单元的小分子传感器，聚合物传感器也在高速发展。其中，分子印迹聚合物（molecular imprinted polymer，MIP）就十分值得关注。MIP 通常是在聚合物形成过程中，单体围绕一个分析物（或分析物替代物）形成，从而形成一个与该分析物形状相似的空穴。虽然，这种方法通常需要使用等当量的分析物，但是，在此过程中使用硼酸单体就可以形成对特定糖类分析物具有极高空间和化学特异性的材料，这种特异性类似于抗原和抗体的关系，这在检测糖蛋白生物标志物及小分子糖类方面已经取得了良好的进展。将 MIP 的优点与小分子化学传感器相结合，有可能在未来获得更广泛的应用。

（毛麓嘉 马骁楠 张俊清）

主要参考文献

Antonio J P M, Russo R, Carvalho C P, et al, 2019. Boronic acids as building blocks for the construction of therapeutically useful bioconjugates. Chem. Soc. Rev, 48: 3513-3536.

Hall D G, 2019. Boronic acid catalysis. Chem. Soc. Rev. 48: 3475-3496.

Heather D, Joshua D, Adiel C, 2016. Boron Chemistry: An overview in ACS symposium series. Washington, DC: American Chemical Society.

Hotez P J, Aksoy S, Brindley P J, et al, 2020. What constitutes a neglected tropical disease? PLoS Negl Trop Dis, 14(1): e0008001.

Jessica P, Nicolas M, 2020. Design and discovery of boronic acid drugs. European Journal of Medicinal Chemistry, (195): 112270.

Peiro C J, Previtali V, Troelsen N S, et al, 2019. Prodrug strategies for targeted therapy triggered by reactive oxygen species. Med Chem Comm, 10: 1531-1549.

Plescia J, Moitessier N, 2020. Design and discovery of boronic acid drugs. Eur J Med Chem, 195: 112270.

Silva M P, Saraiva L, Pinto M, et al, 2020. Boronic acids and their derivatives in medicinal chemistry: synthesis and biological applications. Molecules, 25(18): 4323.

Zhang P, Ma S, 2019. Recent development of leucyl-tRNA synthetase inhibitors as antimicrobial agents. Medchemcomm, 10(8): 1329-1341.

Zhu Y H, Lin X L, Xie H M, et al, 2019. The current status and perspectives of delivery strategy for boron based drugs. Curr. Med. Chem, 26(26): 5019-5035.